化学物質過敏症とは何か

Kentaro

a pilot of wisdom

目次

第4章　診断と対策 ——— 85

第5章　診療現場の現状と問題点

図版作成／MOTHER
構成／小野博明（コーネル）

はじめに

「喘息《ぜんそく》と診断されているけれど、本当に喘息なのだろうか？」

「なぜ、どんな薬を飲んでもアレルギー反応が出てしまうのか？」

「なぜ、こんなに食べられないものが多いのか？」

「なぜ、こんなに匂いに敏感なのか……」


こういった疑問を持つ人に対する答えの1つが、「あなたは、もしかして化学物質過敏症なのではないか」ということです。

化学物質過敏症は、一般的なアレルギー反応とは異なるメカニズムで、多種多様な化学物質や環境条件、日用品や薬剤、食物からの微量な刺激にも敏感に反応して、蕁麻疹《じんましん》・鼻汁・咳《せき》・腹痛・下痢・めまい・流涙・吐き気・呼吸困難・聴覚過敏・視覚過敏といった症状を示す疾患です。その7割程度の患者さんに嗅覚過敏が認められるのも大きな特徴です。

「良い香り」とされる香料などにも敏感に反応してしまうため、化学物質過敏症は社会問題にまでなっています。これは、決して大げさな話ではありません。

化学物質過敏症は、正式には「多種化学物質過敏症（ＭＣＳ：Multiple Chemical Sensitivity）」と呼ばれますが、本書では一般的な呼称である化学物質過敏症に統一表記することにします。

私が、医師として化学物質過敏症と向き合うきっかけとなったのは、アレルギー疾患対策基本法に沿って厚生労働省より中心拠点病院として指定された、国立病院機構相模原《さがみはら》病院に勤務していた時にまでさかのぼります。

免疫学に興味があり、同院で２０１０（平成22）年から初期研修期間を過ごす中で、成人を対象とした喘息、薬剤アレルギー、食物アレルギー、スギのみではないカモガヤ・ブタクサ・ヨモギ・ハンノキなどの花粉症治療に従事する「アレルギー科医」の存在に目を向けていました。そこで、一般的なアレルギーとは異なる謎の過敏症の患者さんがいることを目のあたりにし、自分自身の無知・無力さを思い知らされたのです。

毎日の食事や、生活環境における日用品に対してまでも過敏症状が起こり、自宅でも安心して過ごせず、生き地獄のような生活を日々送っている患者さんがいたのです。

困り果てて医療に頼るものの、いろいろ検査をしても異常所見は得られない。「気にしすぎ」と言われたり、「重症アレルギー」だと誤診されたりして、不要な治療、過剰な治療を受けている……。

まだ駆け出しではありませんでしたが、自分はそのような現実を知り、このことは真のアレルギーとは何なのかを理解しているアレルギー科医が取り組まなければいけない問題なのではないかと痛感しました。そこで、当時からの上司である谷口正実《まさみ》先生と化学物質過敏症の研究を始めたのです。

これまでに、多くの患者さんや先輩研究者の協力を得て、化学物質過敏症に関する大規模な疫学調査や、腸内細菌叢《さいきんそう》解析を行ってきました。腸内細菌叢は、腸内に約1000種類、100兆個も生息する細菌の群のことで、さまざまな病気と関連します。

患者さんに貢献するための科学的な研究を行っていると、まだまだ化学物質過敏症の理解が進まない現状に直面します。科学的研究を重ね、他分野の研究者と協力しながら、診断・治療・予防方法を確立することで、この「よく分からない疾患」に対しての適切な理解が進むと考え、専門的な医療の分野で、さまざまな客観的な発信をしてきました。

同時に、高血圧や糖尿病といった疾患と同じようなレベルで化学物質過敏症への理解をより多くの人に広めるためには、分かりやすくまとめた一般書が必要であると考え、本書を執筆するに至ったわけです。

本書は、患者さんが過敏に反応してしまう人工香料を製造したり、製品に使用したりしている企業を一方的に否定するものでもなければ、自然香料を礼讃《らいさん》するものでもありません。現在の環境医学において、化学物質過敏症という疾患に対する科学的な説明を、できるだけ分かりやすく中立的な立場で記述することに努めました。ちなみに、環境医学とは、環境が生体にもたらす疾患の治療や予防について、基礎と臨床とが一体となって解明する医学分野を指します。

現在の医学では、できる限りバイアス（先入観、偏見）を排除し、多くの患者さんを対象に行う臨床試験に基づいた科学的根拠（エビデンス）が重要視されます。

残念ながら、化学物質過敏症の場合は、大規模な臨床試験に基づく科学的根拠がまだまだ乏しいのが現状です。そのため、あくまでも現段階における可能な限りの科学的説明をもとに、これからもひたすら科学的根拠を積み重ねていくことによって、この疾患に苦しむ患者さんに資することができればと願っています。

第1章では、化学物質過敏症がなぜ誤診されやすいのか、どのように誤診されているのか、その現実を紹介します。これはなにも、「誤診を告発する」ことがねらいではなく、確立された治療方法がないこの疾患に対して、早期の正確な診断がどれほど重要であるか、また誤診による不必要な治療がどれほどの弊害をもたらすものなのかを強調したいがためです。

第2章にて、化学物質過敏症とはいったいどういう疾患なのかを詳しく解説します。科学的な解明はまだ十分ではないのが現状ですが、「このよく分からない疾患は何なのか？」という、患者さん自身のモヤモヤとした気持ちを少しでも晴らすだけでなく、周囲の人にとっても、この疾患に苦しむ患者さんを理解する助けになることがねらいです。

化学物質過敏症をひと言で言いあらわすキーワードは、「脳過敏」です。気管支喘息は気管支が敏感な疾患、アトピー性皮膚炎は皮膚が敏感な疾患であるように、化学物質過敏症は脳が敏感な疾患です。「脳過敏」を「精神疾患」と言ってしまっていいのかどうかの議論についても触れるつもりです。

第3章では、化学物質過敏症が合併しやすい他の疾患を解説します。合併症を適切に治療していくことが、化学物質過敏症自体の悪化を防ぐためにも重要になるからです。

第4章では、どのように診断するかと、どのような治療法があるかについて解説しますが、まだまだ科学的根拠が乏しい現状には、医師として忸怩《じくじ》たる思いです。今のところ、保険が適用される治療法はありませんが、困っている患者さんに向き合っていく中で、できる限りの改善策、治療法を提案していくのが医師としての役割です。化学物質過敏症は予防するのが最も望ましいのですが、発症したとしても、患者さんに対する日々の治療を積み重ねていくことで、やがては科学的根拠をもとにした治療法が確立されるというのが理想です。

第5章では、実際の医療の場における患者さんにとっての重要な視点と、医療従事者が重視する点を紹介します。科学的根拠の乏しさによる化学物質過敏症への理解不足から、患者さんと医療従事者との間で、お互い心をすり減らしてしまう現実がしばしば生じています。お互いの視点を理解しようという心がまえを持つことによって、不毛なストレスの軽減につなげられるのではないかと期待しています。

第6章では、化学物質過敏症の日常診療はどのようなかたちが望ましいのか、疾患のメカニズムの解明につながるどのような研究が行われているのかについて、他の分野での研究も交えて今後の課題と展望を述べます。

化学物質過敏症という疾患の科学的根拠が乏しいがゆえに、要因や原因となる化学物質を製造する企業対患者さん、あるいは難しい診療・ケアを行う医療従事者対患者さんという構図が存在しがちですが、それを対立の構図として捉えるものでは決してありません。本書を通じて、化学物質過敏症という疾患の科学的な理解が今後さらに進み、罹患《りかん》された方の苦痛が軽減し、発症の予防にもつながる一助になればと考えています。

第1章　誤診・過剰治療の現実

なぜ重症アレルギーと誤診されやすいのか

臨床の現場でアレルギー科医として診療にあたっていると、実際には化学物質過敏症であるにもかかわらず、別の医療機関で「重症のアレルギー疾患の疑い」と誤診された多くの患者さんに遭遇します。

ではなぜ、このような誤診が生じるのでしょうか。

化学物質過敏症という名前の通り、多種多様な化学物質などに過敏に反応して症状が出ることから、過敏症が一般的なアレルギーの一種ではないかと思われる方が多くいます。しかしながら、体に生じる免疫学的・神経学的・代謝学的な反応は、アレルギーに伴うものなのか、過敏症や不耐症に伴うものなのかによって異なります。発症のメカニズム、治療の方法、生命リスクの度合いに違いがあるにもかかわらず、過敏症、アレルギー、不耐症が混同されてしまっていることが、医師と患者さんとの間の誤解につながっているようです。

広義に、物質や環境への過剰な体の反応すべてを過敏症とするならば、アレルギーはそ

図1　過敏症、アレルギー、不耐症

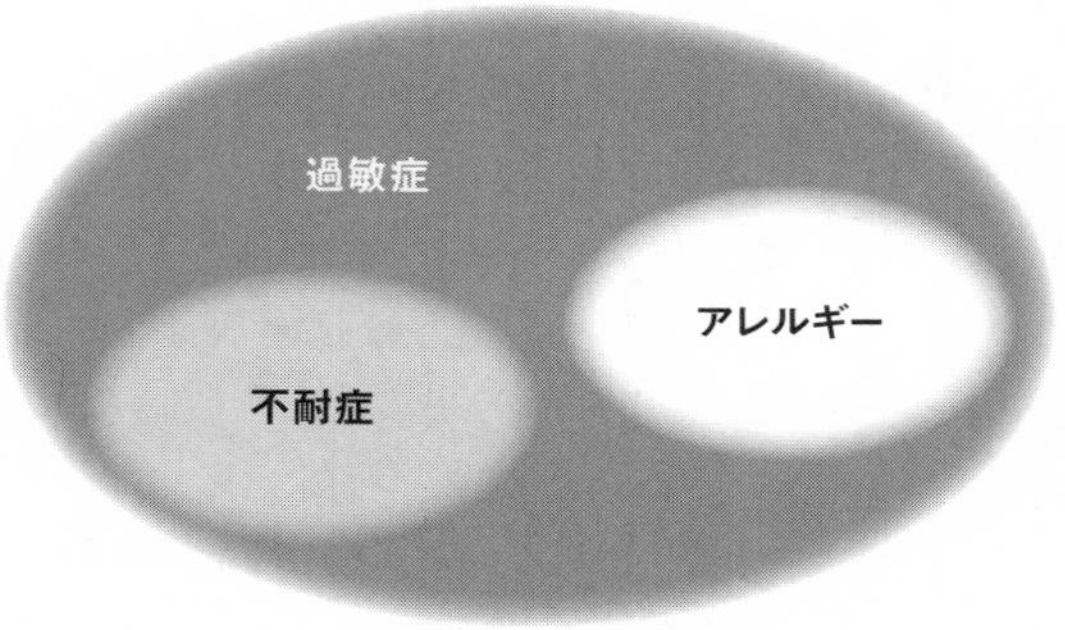

アレルギーは過敏症の一部。それぞれ発症のメカニズムが異なる

の一部なのです（図1）。過敏症は免疫系の反応を伴わず、下痢、吐き気といった消化管系のものから、失神、めまいといった神経系のものまでさまざまな症状を引き起こし、疲労感、体重減少、鼻汁、悪心《おしん》といった抽象的な症状があらわれることもあります。

では、アレルギーとは何なのでしょうか。

アレルギーとは、医学的に厳密に表現すると「ゲル‐クームス分類（Gell and Coombs classification）」のⅠ～Ⅳ型アレルギーにあてはまる免疫学的反応のことです。１９６３（昭和38）年に英国の免疫学者ゲルとクームスが提唱した４つの分類法（Ⅰ～Ⅳ）が広く用いられています。反応に関与する細胞や抗体の違いから、Ⅰ型は即時（アナフィラキシー）型、Ⅱ型は細胞傷害（融解）型、Ⅲ型は免疫複合体型、Ⅳ型は遅延型と言います。

アレルギーの原因物質は「アレルゲン」または「抗原」と呼ばれます。ダニアレルギーならば、ダニに由来するタンパク質がアレルゲンであり、このアレルゲンに反応する抗体や免疫細胞の相互作用によってアレルギーの症状が誘発されます。

ただ、自分の免疫反応の暴走による気管支喘息や、皮膚のバリア機能の異常によるアトピー性皮膚炎のように、すべてのアレルギー疾患にアレルゲンが関与するわけではありません。基本的には、何か環境由来のものが症状を誘発する契機となるアレルギー疾患においては、アレルゲン（抗原）とそれに反応する抗体（免疫）とは1対1の関係なのです。

この1対1の関係があてはまらず、「あの薬にも、この食べ物にもアレルギーの症状が出てしまう」「どれも似てもいない、共通点のないアレルゲンにたくさん反応してしまう」といった患者さんの場合は、まずは、アレルギーではなく、化学物質過敏症の可能性を疑うべきなのです。

不耐症とは、ある食物や薬剤を摂取した時に体内で完全に処理できず、下痢や呼吸困難などの不快な症状を起こす疾患です。例えば、乳糖不耐症は、牛乳に含まれる乳糖を消化するのに必要な酵素（乳糖分解酵素、ラクターゼ）が不足するために下痢などの症状が起こります。非ステロイド性の解熱鎮痛剤（ＮＳＡＩＤｓ《エヌセイズ》）の内服や点滴に反応し、鼻汁、咳《がい》嗽《そう》（咳）、アナフィラキシー、蕁麻疹といった症状を引き起こすのが「ＮＳＡＩＤｓ不耐症（現在はＮ－ＥＲＤ：NSAIDs-exacerbated respiratory disease）」です。体内のＰＧＥ２という物質が、アスピリンなどのＮＳＡＩＤｓ摂取により枯渇するために引き起こされる反応と推定されています。[*1]

化学物質過敏症は「chemical sensitivity」の日本語訳ですが、最近では、化学物質との因果関係が不明なため、「idiopathic environmental intolerance」、直訳すると「特発性環境不耐症」と呼ぶのが適切ではないかという意見が聞かれます。特発性とは、原因不明という意味です。

しかし、明らかに何かの酵素が不足しているという結論は出ていないために、不耐症ではなく「環境過敏症（environmental hypersensitivity）」という呼び方のほうが適切なのかもしれません。いずれにしても、過敏症、アレルギー、不耐症の言葉を適切に用いることが医師と患者さんとの理解にもつながります。

では、話を戻して、化学物質過敏症が誤診されやすい重症アレルギーの主な疾患、「重症気管支喘息」「重症薬剤アレルギー」「重症食物アレルギー」の3つについて解説しましょう。

●重症気管支喘息

気管支喘息は、成人の10人に1人程度に認められるありふれた疾患ですが、実際は実に多様で、専門医でも診断に難渋するケースがあります。

空気の通り道である気管支（特に肺まで行った先の奥の細い気管支）が敏感で、咳や喘鳴《ぜんめい》（ぜいぜい、ヒューヒュー）といった症状が見られます。気管支喘息の診断にあたっては、肺活量を測定するようなイメージの呼吸機能検査で、1秒間に何㎖息を吐き出すことができるかを検査します。

さらには、気道可逆性試験といって、気管支を広げる薬を患者さんに吸ってもらい、吸う前と吸った後で、どれくらい呼吸機能が改善するかを見ます。また、どれくらい気管支が敏感かを調べるため、あえて気管支を刺激する薬を吸ってもらうこともあります。そして、吐いた息の中に含まれる一酸化窒素の濃度を調べて、気管支喘息特有の所見、すなわち気管支に「炎症」があるかを検査します。

ここで大きな問題となるのは、気管支喘息の絶対的な基準値（診断基準）が世界的に存在しないことです。

気管支喘息は、小児期にダニなどのアレルゲンが原因となり発症するだけでなく、大人になってから喫煙や大気汚染とも関係なく突然発症する、肥満が悪さをしている、精神的な側面が悪さをしているなど、さまざまなパターンがあることが分かってきています。そのため、前述のような検査では、単純にすべてを定義できないのです。

喘息の典型例はある程度定義できても、そこから外れている人が多いため、最近では「喘息は、さまざまなタイプの患者さんがいるから、さまざまなタイプの集まりの疾患、つまり〝症候群〟である」といったように表現されます。

気管支喘息という病名は、今でも用いられており、「気道が敏感で、慢性的に咳や息苦しさがある状態」を指すことが多いのですが、患者さんによって違うタイプの可能性があるのです。

先述のように、小児の気管支喘息ではダニがアレルゲンとして悪さをすることが多いのですが、成人ではダニが関与していないケースが多く、体質によるものなのかも分かっていません。喫煙や黄砂を含む大気汚染が原因とは考えにくい患者さんも多くいます。

このような背景も絡み、化学物質過敏症による呼吸器症状を気管支喘息と誤診してしまうようです。

保険が適用される吸入薬、内服薬、注射薬を全部使っても良くならずに重症の気管支喘息と診断された患者さんが、全国から紹介されて私が現在勤務する湘南《しょうなん》鎌倉総合病院を訪れてきます。その9割以上は、化学物質過敏症なのです。

通常の気管支喘息であれば、特殊な状況を除き、基本治療薬である吸入ステロイド薬をある程度使用すれば良くなります。特殊な状況とは、喘息以外の合併症として、嗅覚低下が持続し、喉に痰《たん》が慢性的に垂れ込む「慢性好酸球性副鼻腔炎《ふくびくうえん》」や、いわゆる解熱鎮痛剤で発作が出る喘息で、副鼻腔炎・鼻茸《はなたけ》（鼻ポリープ）を合併するために嗅覚の低下が生じる「NSAIDs過敏症」、そしてカビの一種のアスペルギルスにアレルギー反応があるなどです。これらの合併症や反応があると、喘息の吸入ステロイド薬を多く使用しても咳などの症状をコントロールしづらいのです。

合併症がなく、吸入ステロイド薬を多く使用しても、さらには注射薬を投与されても良くならない場合は、まずは「気管支喘息ではない。あっても喘息自体は軽症で、他の原因がある」と考えるべきです。そして、喘息以外に咳の原因となりうる睡眠時無呼吸症候群や逆流性食道炎の合併を確認し、嗅覚低下ではなく嗅覚過敏があれば、ほぼ確実に化学物質過敏症であると判断できます。

●重症薬剤アレルギー

重症薬剤アレルギーだと診断されて訪れてくる患者さんの中にも、実は化学物質過敏症であったという方が数多くいます。

例えば、細菌感染を起こした時に治療に用いる抗菌薬は、ペニシリン系、セフェム系、マクロライド系、ニューキノロン系といった分類がされています。各分類は、化学構造的に似通った仲間であり、それを「系統」とも表現するので、「〜系」といった言い方をしているわけです。

これらの系統の中で、ペニシリン系の抗菌薬だけに皮膚の赤いブツブツといったアレルギー反応が出たが、他のマクロライド系やニューキノロン系の薬剤にはアレルギー反応が出なかった、あるいは、イブプロフェンなどの解熱鎮痛剤を飲んだら蕁麻疹が出たというのが通常の薬剤アレルギーの症状です。

ところが、ペニシリン系に限らず、「あの系統もダメ、この系統もダメ、もう使える薬がない!」といった状況の患者さんは、化学物質過敏症であると考えるのが妥当です。

アレルギー反応は、アレルギーの原因物質であるアレルゲンと、それに反応する抗体や免疫細胞の相互作用で症状が誘発されるものであることは先述しました。この反応は、薬学的には系統立っているものです。つまり、ある似た構造を持つ特定の系統の薬だけがダメというのが薬剤アレルギーなのです。この抗菌薬もダメ、この鎮痛剤もダメ、このアレルギーを抑えるはずの薬もダメといったような、薬学的に似通っていないさまざまな薬に反応してしまう薬剤アレルギーというものは存在しません。

ただし、反応する薬剤が系統立っていないように見えていても、添加物に反応している場合があるので注意を要しますが、こうしたケースは稀《まれ》です。「あれもダメ、これもダメ、医者もお手上げ」の薬剤過敏の患者さんは、化学物質過敏症の可能性を疑うべきです。

●重症食物アレルギー

薬剤アレルギーと同様に、「あれもダメ、これもダメ、もう食べられる食材がない！」といった食物アレルギーの患者さんはごく稀です。食物アレルギーもアレルゲンとなる食材と抗体・免疫細胞との反応であるため、食べられない食材同士は化学的にも似たタンパク質を持っているからです。

反応する食材が比較的多岐にわたる食物アレルギーに、「花粉食物アレルギー症候群」があります。これは、スギだけでなく1年を通してさまざまな花粉にアレルギー反応が成り立つ（感作される）ことで、さまざまな果物や野菜に反応して、口がかゆい、唇が腫れるといった症状があらわれます。この疾患も、植物である花粉と、植物である果物や野菜が似通ったタンパク質を持っているから反応してしまうというメカニズムであり、化学的な構造も似通っている部分があります。

「野菜もダメ、魚も肉もダメ、パンも牛乳もダメ」といったように、共通点のないもので症状が出る患者さんがいたら、その人は重症食物アレルギーではなく、まずは化学物質過敏症を疑います。


外的な要因に体が反応した時、「アレルギーの呪縛」のような思い込み（バイアス）から抜け出せずにいる多くの患者さんや医療従事者がいます。医療従事者でさえ、「これは、一般的なアレルギーじゃないよな……。でも、いったい何の疾患なのか？」と悩む日々を過ごすこともあります。化学物質過敏症なのに重症アレルギーと診断されてしまい、それによって適切な治療が受けられず、何年も苦しむことになった患者さんにも出会ってきました。世の中には多くの難病があり、稀な疾患であるほど初期の段階ではすぐに確定診断がつかない場合があります。

誤診に限らず、「診断遅延（diagnosis delay）」を可能な限りなくすのが、すべての病に対する理想です。患者さんの苦しい日々をより長くしてしまうのみならず、間違ってついた病名のもとで「過剰治療（over treatments）」に進んでしまい、そのことで有害事象（副作用や副反応）に悩む患者さんがさらに増えてしまう危険性も生じてしまいます。

診断遅延や過剰治療が招く有害事象

では、診断遅延や過剰治療は、どのような有害事象を招いてしまうのかを解説します。

アレルギーの治療薬の1つにステロイド薬（副腎皮質ホルモン薬）があり、吸入薬・内服薬・点鼻薬・軟膏《なんこう》などタイプはさまざまです。

気管支喘息では、まず吸入ステロイドを使用し、アトピー性皮膚炎では保湿剤とステロイド軟膏を使用するのが基本です。アレルギー性鼻炎では、抗ヒスタミン薬を内服して症状が抑えられなければ、ステロイド点鼻薬を用いますが、いずれのステロイド薬も、化学物質過敏症そのものには効きません。にもかかわらず、誤診や診断遅延によって、化学物質過敏症の患者さんにステロイド薬が投与され続けてしまうケースがあります。

補足すると、化学物質過敏症に気管支喘息が合併することはあります。ただ、その喘息そのものが重症かというと、ほとんどは軽症なのです。この場合、化学物質過敏症に合併した軽症の気管支喘息を吸入ステロイド薬で治療することは必要不可欠です。

しかしながら、化学物質過敏症が主な原因となっている咳を、重症気管支喘息によるものと誤診してしまい、化学物質過敏症には効かない吸入ステロイド薬を多く使用し、さらに内服ステロイド薬まで加わって「重症難治性喘息」と診断されてしまうのは問題です。

適切な診断のもと、適切な期間、適切な量のステロイド薬を使用することは、現在の医療において不可欠です。そこから得られる患者さんの利益は、国内外のさまざまな科学的データをもとに確立されていますが、同時に、すべての薬剤には有害事象をもたらす可能性があり、それをできるだけ回避する、あるいは減らすことが求められます。

特に内服ステロイド薬を長期間にわたり多く使用することは、肥満、骨粗鬆症《こつそしょうしょう》、糖尿病、白内障といった有害事象につながります。まだ確立された結論ではありませんが、吸入ステロイド薬でも、長期的な多くの使用によって、気道局所だけでなく他の臓器への影響が出てしまうかもしれないと世界的に報告されるようになってきました。

アレルギー科医として、すべてのステロイド薬を否定するわけではありません。ここで指摘しているのは、化学物質過敏症の患者さんに内服などのステロイド薬を長期間投与してしまうことによる不利益です。化学物質過敏症の患者さんが重症気管支喘息と誤診され、さまざまな喘息用の薬が効かず、行きついた先が内服ステロイド薬の長期連用となった場合、早期に大腿骨頭壊死《だいたいこつとうえし》や骨粗鬆症を発症したり、肥満によって呼吸器症状が悪化してしまう危険性が十分にあります。

化学物質過敏症の患者さんはまた、アルコールなどの揮発性物質に敏感です。気管支喘息の吸入薬には、容器を押すと薬剤が霧状に出てくるエアゾール製剤があり、そこには微量の無水エタノールが含まれていることがあります。アルコールを含んだ綿で皮膚を拭いた時に赤くなるなど、アルコールに敏感な化学物質過敏症の患者さんは、エアゾール製剤の使用によって病状が悪化することがあるため気をつけなければなりません。

さらには、重症気管支喘息と誤診されて注射薬を投与され、アナフィラキシーのような過敏反応が出てしまうことがあります。そもそも化学物質過敏症はアレルギーとは異なるメカニズムのため、アレルギーの反応であるアナフィラキシーを起こすはずがありません。

しかし、化学物質過敏症でも、意識消失、血圧低下、紅斑《こうはん》（皮膚に生じる赤い発疹やむくみ）が複数生じるなどのアナフィラキシーを思わせる症状を認めることはあり、注射を打った時にすぐ出た反応がアナフィラキシーなのか化学物質過敏症の反応なのかの区別は難しいのです。そこに、アナフィラキシーの時に使用するアドレナリン注射を通常量使用してしまうと、化学物質過敏症の患者さんはさらに過敏に反応して、動悸《どうき》や頭痛といった副反応にもだえ苦しむことになります。

「誤診・診断遅延→過剰治療→副反応→副反応の治療に伴う副反応」といったように、いわば負の連鎖を起こし、「いったい、この喘息は何ですか?」と、われわれのもとにやってくるのです。このような経過が書かれた「紹介状（診療情報提供書）」を見ただけで「この患者さんは、間違いなく化学物質過敏症だろうな……」と予想しつつ実際に診察してみると、案の定そうであったというケースがほとんどです。

診断が10年遅れになることも! 早期診断の重要性

化学物質過敏症は、認知度の低さから、誤診のみならず診断遅延が発生しやすい疾患でもあります。認知度が高ければ、患者さん自身が事前に質問票に答える形で、診察を担当する医師に「化学物質過敏症かどうか気になって受診しました」と伝えれば、診断の確定に到達しやすくなります。この化学物質過敏症の診断遅延は、約10年程度といったデータもあります。つまり、症状が出てから病院を転々とするなどして、約10年経《た》ってやっと受診し、診断が確定するというわけです（39ページ、図2参照）。

診断遅延の影響がゼロならまだ救いはあるのですが、診断が遅れ、生活指導など患者さんへの介入が遅れてしまうと、その後も悪化が続き、改善の度合いが明らかに小さくなります。早期の、適切な診断・介入の重要性があらためて問われています。

「後医は名医」という言葉を聞いたことはないでしょうか。患者さんが病院を転々とする中で、最初に診《み》た医者より後に診た医者のほうが適切な診断や治療に到達しやすく、名医という評判が立ちやすい、という意味合いです。

時間が経過したほうが患者さんの症状がより顕在化し、典型的な症状を呈することで診断基準がより明確になります。それまでにさまざまな治療を受けてきて、効かなかった薬を除外して別な薬を処方すれば正解になりやすいですし、そもそも時間の経過や患者さんの治癒力で治っているだけといったことも考えられます。

最近は、まずはかかりつけ医にということで近所の診療所やクリニックを受診し、そこで診断や治療に難渋した場合、紹介状を持参して専門医を訪れる方が多いようです。専門医は最終的に紹介を受ける立場で「後医」にあたりますので、「後医は名医」という言葉を強く意識して患者さんと向き合い、期待にこたえていかなければなりません。

化学物質過敏症の患者さんに特徴的な病歴や所見は初期の段階でも存在し、取り扱いが難しい装置や診断機器が必要なわけではありません。便利な質問票もあります。

私自身を含めて、すべての医師がすべての医療知識を有しているわけではなく、「知らないことはゼロ」と言うことはできません。

そうした中で、患者さんに不利となる状況は、何としてでも回避しなければいけません。化学物質過敏症を1人でも多くの人に知っていただくために社会的認知を高め、客観的な診断方法と治療法を確立することが第一です。

次章では、化学物質過敏症とはどういう疾患なのかを解説します。

第2章　化学物質過敏症ってどんな疾患？

化学物質過敏症と診断する6つの条件

化学物質過敏症は重症アレルギーと誤診されやすいが、アレルギーとは異なる疾患であることはすでに触れました。ここからは、化学物質過敏症とはいったいどのような疾患なのかを詳しく説明していきましょう。

疾患には、通常「診断基準」というものがあります。例えば、高血圧症であれば、診察室での収縮期血圧（最大血圧）が１４０㎜Hg（水銀柱ミリメートル）以上、または拡張期血圧（最小血圧）が90㎜Hg以上の場合を高血圧と診断します。*2

このように、数値での基準が明確だと、患者さんも医療従事者も共通理解が得やすいのですが、化学物質過敏症には、具体的な数値の診断基準がありません。数値であらわされなくても、ＣＴ検査やＭＲＩ検査といった画像検査で何か特有な異常が見つかればそれも診断の基準になりますが、今のところ日常の診察では用いられていません。

これは、現在の医学の限界を示すものです。化学物質過敏症の患者さんの体の中で何か異常が起きているのは確かなのですが、その異常を客観的に見つけられていないのです。

例えば、うつ病でも、一般の血液検査で異常値は出ませんが、脳の中では明らかに異常が起きていて、「検査で異常なし」が「体も異常なし」とは限らないのです。

では、客観的な診断基準がないからといって、医者が個々に独自の基準で化学物質過敏症を診断してしまっていいのかというと、そうではありません。それでは医学の進歩につながりません。研究を進めていくにも世界的な「共通認識」が必要で、無理難題でも、できるだけ化学物質過敏症の患者さん像を定めることが重要になってきます。

そこで、1999（平成11）年に、米国国立衛生研究所（NIH：National Institutes of Health）と米国疾病予防管理センター（CDC：Centers for Disease Control and Prevention）が主催したアトランタ会議において「1999合意事項（A 1999 Consensus）」が公表されました。その合意とは、「次の6項目をすべて満たす場合は化学物質過敏症と診断する」というものです。

1　原因物質・環境への曝露《ばくろ》（さらされること）で、症状に再現性がある（同じ症状が繰り返し起こる）

2　慢性経過をたどる

3　**通常では影響しない微量な原因物質への曝露で症状が誘発される**

4　原因物質・環境から回避すれば症状が軽快する

5　**化学的に系統立たない多種多様な物質・環境に反応する**

6　**症状は多臓器にわたる**

これらはあくまでも研究者の間での合意事項で、科学的根拠に裏付けされた化学物質過敏症の定義は、国際的にもまだ確立されたわけではありません。また、化学物質過敏症は化学物質に限らず環境要因によっても症状が誘発されることから、新たに「特発性環境不耐症（IEI：Idiopathic Environmental Intolerance)」という呼称が提唱されています。

この6つの合意事項の中で特徴的なのは、太字で示した3、5、6です。

実際に、健常者ではまったく認識できないようなわずかな匂いに反応したり、一般には良い香りとされるような匂いにもかかわらず、咳やめまいなどが認められたりする患者さんがいます。ごく微量の原因物質への曝露であるために周囲の人にはなかなか気づいてもらえず、「気のせいだ」などと言われてしまうこともよくあるようです。

タバコ、香水、柔軟剤、排気ガスなど空気中を漂う多種多様な物質全般にも反応することがあります。似た物質、系統立った物質だけに反応するわけではないので、「これだけを避ければよい」とはいきません。

症状も、咳、呼吸困難といった呼吸器症状だけでなく、動悸などの循環器症状、めまい、意識が遠のくなどの神経症状、吐き気、腹痛などの消化器症状など、多くの臓器にわたっています。それゆえに、病院にかかるにしてもどこの診療科を受診したらいいかが分かりにくく、複数の臓器の症状を訴えると、「それはうちの専門ではないので」と診療科をたらい回しにされることにつながります。

有病率と発症年齢、性差

渡井ら相模原病院のチームが２０１６（平成28）年に行ったウェブ調査では、化学物質過敏症の日本での有病率は総人口の０・９％です。[*3]

一方、海外では0・5〜9%、米国では2016年の調査で12・8%と報告されています。化学物質過敏症という疾患の認知度は海外のほうが高いので、その分有病率が高いと考えられますが、日本での有病率はこれからまだまだ高くなる可能性があります。

また、発症の要因として過敏症（アレルギー素因）があるため、気管支喘息を持っている患者さんのほうが、健常者より化学物質過敏症の合併率が高いと報告されています。

発症年齢のピークは10〜20代ですが、発症してから約10年後に受診する場合が多く、外来受診の患者さんの年齢層は30〜50代がメインです。医療従事者のみならず、社会的な認知度が低いことで診断の遅れが生じたり、重症化したりする可能性があります（図2）。

では、性別はどうでしょうか。

日本や海外の調査で、男性よりも女性に多いことが報告されています。*4 具体的な男女比は報告によってバラツキはありますが、男性3：女性7程度です。渡井ら相模原病院のチームがウェブで大規模に行った調査でも、男性4：女性6でした。

実際に受診される成人の患者さんに限ると、男性1：女性9、あるいはそれ以上と、女性の比率が圧倒的に多いようです。小児科医の報告では、小児の場合、男児と女児の比率

図2　有病率・発症年齢

地域	自己申告	医師による診断	サンプル数
アメリカ	25.9%	12.8%	n=1137
日本		0.9%	n=150,000

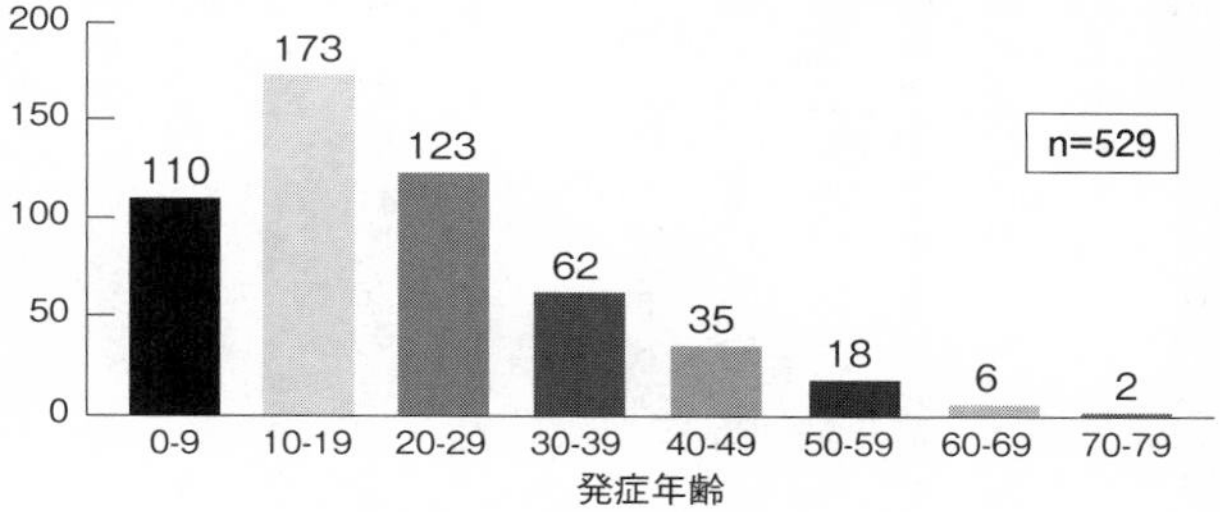

発症から約10年後に受診するケースが多い

※アメリカ＝方法：random national cross-sectional online survey, 2016.
参考：J Occup Environ Med; 60:e152-6, 2018.

※日本＝方法：nation-wide cross-sectional online survey, 2016.
参考：Watai, et al. Environ Health; 17:89, 2018.

Lax MB, et. al. Arch Environ Health; 50:425-31, 1995. Meggs WJ, et. al. Arch Environ Health; 51:275-82, 1996. American Journal of Epidemiology Vol.150, No.1, 1999を一部修正

は同じぐらいです。[*5]

このような性別による罹患率の違いは、もちろん他の病気でもあります。全身性エリテマトーデス、関節リウマチ、シェーグレン症候群（Sjögren's syndrome）といった、自分の免疫が自分の体を攻撃してしまう膠原病《こうげんびょう》という病気も、女性のほうの比率が高くなっています。また、化学物質過敏症に合併することがある線維筋痛症や片頭痛も、女性に多いことが分かっています。

まだ、なぜ女性に多いのかとい

う疑問に対する明確な答えは出ていませんが、女性ホルモンの増減、女性でも産出される男性ホルモンの影響、マイオカイン（脳に影響を及ぼすホルモン）を産出する筋肉の量が女性のほうが少ないことの影響、女性のほうが化粧品や香料など化学物質への曝露が多いといった生活環境の違いなど、さまざまな要因が考えられています。

小児では男女比が同程度なのに、成人になると女性の比率が圧倒的に多くなるのは、やはりこうした要因によって男性のほうが重症化しにくい可能性が考えられます。

外来受診された患者さんの症状例

化学物質過敏症は、重症気管支喘息、薬剤アレルギー、食物アレルギーといった重症アレルギーと誤診されやすい疾患であることは第1章で触れました。そうした意味からも、アレルギー疾患を専門とするアレルギー科医が化学物質過敏症に精通することが、誤診や診断遅延、過剰治療を回避し、化学物質過敏症であると適切に診断をくだすために重要であると考えています。

とは言っても、アレルギー科医はオールマイティではありません。化学物質過敏症の多岐にわたる症状すべてを診られるわけではなく、アレルギー科以外の専門の診療科との連携は不可避です（第5章で詳述します）。

そこで、アレルギー科を中心として、内科（大人を診ることが多い呼吸器内科医が主体）、小児科、皮膚科、耳鼻科、眼科で実際に外来受診され、最終的に化学物質過敏症の診断に至った症状は具体的にどうであったか、何に一番困っていたのか、外来患者さん像と言えるものを紹介しましょう。

症例はケースバイケースで、すべての患者さんに共通して同様の結果を示すものではありませんが、その中に少しでも思いあたることがあれば、「もしかしたら私も、化学物質過敏症の疑いがあるのではないか」と認識しやすくなるかもしれません。

■アレルギー科を受診した患者さんの症例

アレルギー科を外来受診されて化学物質過敏症と診断された3人の患者さんの症例です。

〈ケース1〉30代　女性　食物アレルギーの疑い

リンゴ、メロン、イチゴなどを摂取すると口腔内《こうくう》がかゆくなる、イガイガする、清涼飲料水を摂取すると腹痛やめまいがする、市販のお弁当を食べると口の中に血豆ができるという症状があり、受診されました。

これだけであれば、アレルギー科医は食物アレルギーを疑います。リンゴやメロン、イチゴを食べると口の中がイガイガする場合は、花粉食物アレルギー症候群による口腔アレルギー症候群の疑いありです。これは、花粉アレルギーの人が、似たようなタンパク質を持つ果物や野菜に対してアレルギー反応を起こしてしまう疾患です。

清涼飲料水で症状が出るとなると、エリスリトールと呼ばれる天然の糖アルコールによるアレルギー反応ではないかと考えます。エリスリトールは、メロン、ナシ、ブドウなどの果実や発酵食品に含まれていて、天然の甘味料として清涼飲料水や菓子類などに添加されています。赤い清涼飲料水であれば、赤色のコチニール色素によるアレルギー反応ではないかと考えられます。

詳しく検査しても、この患者さんはいずれの食物アレルギーにもあてはまりませんでした。さらに話をうかがうと、匂いにとても敏感で、香水や柔軟剤の匂いの強い人が近くにいると、めまいがしたり息苦しくなったりするとのことでした。

結果、嗅覚過敏が要因と見られることから、化学物質過敏症と診断されました。

〈ケース2〉40代　女性　薬剤アレルギーの疑い

自宅の近くのクリニックで抗菌薬（抗生剤）を処方され、自宅に戻って服用すると、飲んでから15分程度で、めまいや吐き気の症状が出ました。薬剤アレルギーの疑いで受診され、さらに問診を続けると、抗菌薬だけではなく、胃酸を抑える薬（制酸剤）や痰を出しやすくする去痰薬を飲んだ時にも、同じような症状が出たということです。

第1章で触れたように、ある系統の抗菌薬だけにアレルギーが起こることはありますが、抗菌薬もダメ、胃薬もダメ、痰の薬もダメといった薬剤アレルギーは原則考えられません。

負荷試験として、症状が誘発された抗菌薬を再度少量から服用してもらいましたが、症状は何も出ませんでした。

この患者さんの場合も、嗅覚が敏感で、香りの強い洗剤や漂白剤を使用しないようにしているとのことでしたので、嗅覚過敏が要因と見られる化学物質過敏症と診断されました。

〈ケース3〉20代　女性　重症気管支喘息の疑い

主に、発作性の難治性咳嗽（咳）、呼吸困難の症状が認められ、気管支喘息との診断により吸入薬による治療を受けていました。しかし症状はなかなか改善せず、やがて重症気管支喘息となって副腎皮質ステロイド薬を処方され短期間内服しましたが、この薬でも効果がありませんでした。さらに追加で喘息用皮下注射薬治療を受けたのですが、注射後に呼吸困難が認められて喘息注射薬に対する過敏症状（副反応）と診断されたために、すべての薬剤の使用が中止となりました。

喘息の治療には良い薬がたくさんあります。気管支喘息であると適切に診断され、喘息の治療を難しくする慢性好酸球性副鼻腔炎や肥満、睡眠時無呼吸症候群、精神疾患などの合併症がなければ、薬物治療で通常はすっきり良くなるはずです。

ところが、この患者さんにはそういった合併症は見あたらず、ここまで重症なら、呼吸機能に何かしら大きな異常値が検出されるはずですが、検査してみるとそれほど悪くはないのです。

さらに詳しく問診を重ねると、喘息用注射薬だけではなく、歯科治療時の局所麻酔薬やインフルエンザワクチンなどの他の注射薬にも敏感であることが判明しました。

このように、使われた薬剤が多種で系統立っていないことから化学物質過敏症であると診断され、気管支喘息の治療は軽症のレベルにまで下げられました。

〈ケース4〉40代　男性　嗅覚過敏

オフィスの内装を変更した後、頭痛やめまいの症状が出ました。さらに数カ月後からは、新聞や雑誌の匂いだけでなく、喫煙所の匂い、同僚の衣服から発する香料の匂い、コピー機の匂いによっても頭痛やめまいが誘発されるようになりました。上司や産業医にも相談し、デスクを移動するなどの対策を取りましたが、改善は乏しかったようです。飲酒の習慣がありましたが、最近では飲むとすぐに気分が悪くなるために酒を止《や》めました。

このような嗅覚過敏の症状から、ご自身で何かの過敏症ではないかと疑い受診されたのです。疑われる他の疾患をすべて排除し、さらにQEESI《クイージ》質問票（第4章で詳述）を用いて診断したところ、化学物質過敏症でした。

女性に比べて男性は重症化することがあまりなく、何らかの精神疾患を背景にしていることも少ないため、どういう男性が化学物質過敏症にかかりやすいのかは解明されていません。

■内科を受診した患者さんの症例

摂取できない食品が多種で系統立っていない重症食物アレルギーの疑い、服用できない薬が多種で系統立っていない重症薬剤アレルギーの疑い、喘息のどの薬も効果が乏しい重症気管支喘息の疑いがある患者さんの多くが内科を受診しています。

そうした中で、嗅覚過敏である、アルコール綿で消毒した時に皮膚が赤くなるアルコール不耐症の症状がある、摂取できない食品や使えない薬剤が多種で系統立っていない場合、その患者さんのほとんどは化学物質過敏症に罹患しているといってもいいでしょう。

■小児科を受診した患者さんの症例

全身性の倦怠感《けんたいかん》、頭痛、腹痛、結膜充血、水様性鼻汁が認められ、洗剤や柔軟剤の香料にも過敏に反応する小児が受診しました。学校での集団生活や各家庭で用いられる洗剤で香料が残った服や体操着による曝露、トイレ洗剤による曝露、理科や図工の授業で使われる揮発性物質への曝露などに悩まされていたようです。

小児の多くは、さまざまな症状による苦しみや悩みを上手に表現できずに「不定愁訴《ふていしゅうそ》」と診断されがちで、周囲の理解を得られずに不登校に至ってしまうケースも見受けられます。不定愁訴とは、はっきりとした原因や理由は分からず特定の疾患とは言えないが、頭痛や肩こり、イライラ、食欲不振など患者さん自身が訴える体の不調のことです。

この小児は、筋痛性脳脊髄炎《のうせきずいえん》／慢性疲労症候群に罹患していないかが疑われましたが、やはり多種で系統立っていない食物や薬剤に過敏であったため、最終的に化学物質過敏症と診断されました。

■皮膚科を受診した患者さんの症例

金属アレルギーや手湿疹の疑いがある患者さんが皮膚科を受診しました。ピアスやネックレスを着用したら皮膚が赤くなり、手や指のカサカサが治らないと訴えていました。日常生活で、手はさまざまなものに触れるので、他の体の部位よりも化学物質に曝露されやすく、治療のために手を保護してしまうと日常生活にも支障をきたすので難渋します。
それまで、効果がないために使えないと患者さんが記録していた薬を確認したところ、多種で系統立っていなかったために化学物質過敏症と診断されました。

■耳鼻科を受診した患者さんの症例

嗅覚過敏だけでなく、聴覚や視覚を含めて感覚機能全般に過敏な患者さんが、めまいなどの症状を理由に耳鼻科を受診しました。視覚過敏（光過敏）によってサングラスを、聴覚過敏によってノイズキャンセリング機能のついたヘッドホンを常時使用していたようです。

化学物質過敏症の特徴でもある嗅覚過敏だけでなく、患者さんが記録していた使えない薬が多種で系統立っていなかったために、化学物質過敏症と診断されました。

■眼科を受診した患者さんの症例

感覚機能全般の過敏を引き起こしていた患者さんが、羞明《しゅうめい》（光がまぶしすぎる状態）、焦点が合わない、眼《め》が乾く（ドライアイ）といった症状を訴えて眼科を受診しました。

眼の乾燥は、シェーグレン症候群という別の疾患で認められることが多くあります。本来、細菌やウイルスをやっつけるはずの免疫が暴走して、自分自身の涙腺（涙を作るところ）を攻撃してしまうことで涙の量が減り、眼が乾燥してしまう疾患です。さらには、薬剤過敏によって眼が乾く場合もあります。

まずは、シェーグレン症候群との鑑別（区別）も行いましたがそうではないことが分かり、この患者さんの場合も記録していた使えない薬が多種で系統立っていなかったため、最終的に化学物質過敏症と診断されました。

ここでご紹介した診療科ごとの症例はほんの一部です。そうした中で、最終的に化学物質過敏症と診断するに至った共通する要因があることにお気づきでしょう。

それは、嗅覚過敏があること、使えない薬剤や摂取できない食品が多種で系統立っていないことです。それぞれどういうことかは次章で詳述します。

化学物質過敏症が発症する5つの要因

化学物質過敏症の発症には、いくつかの共通した要因があります。これを、「誘因（発症要因）」と呼ぶことにします。

現時点での仮説ですが、大きくは次の5パターンに分類されます。

①化学物質などへの急性大量曝露・慢性曝露
②過敏症やアレルギー疾患からの移行
③中枢性感作疾患（線維筋痛症や筋痛性脳脊髄炎／慢性疲労症候群）からの移行
④脳脊髄液漏出症《ろうしゅつしょう》（脳脊髄液減少症）からの発症
⑤精神神経学的疾患からの発症

ここで注意しなければならないのは、パターン①の化学物質への曝露がさまざまな症状を引き起こす「誘因」であったとしても、化学物質過敏症の「原因」なのかどうかははっ

図3　化学物質過敏症の原因と誘因

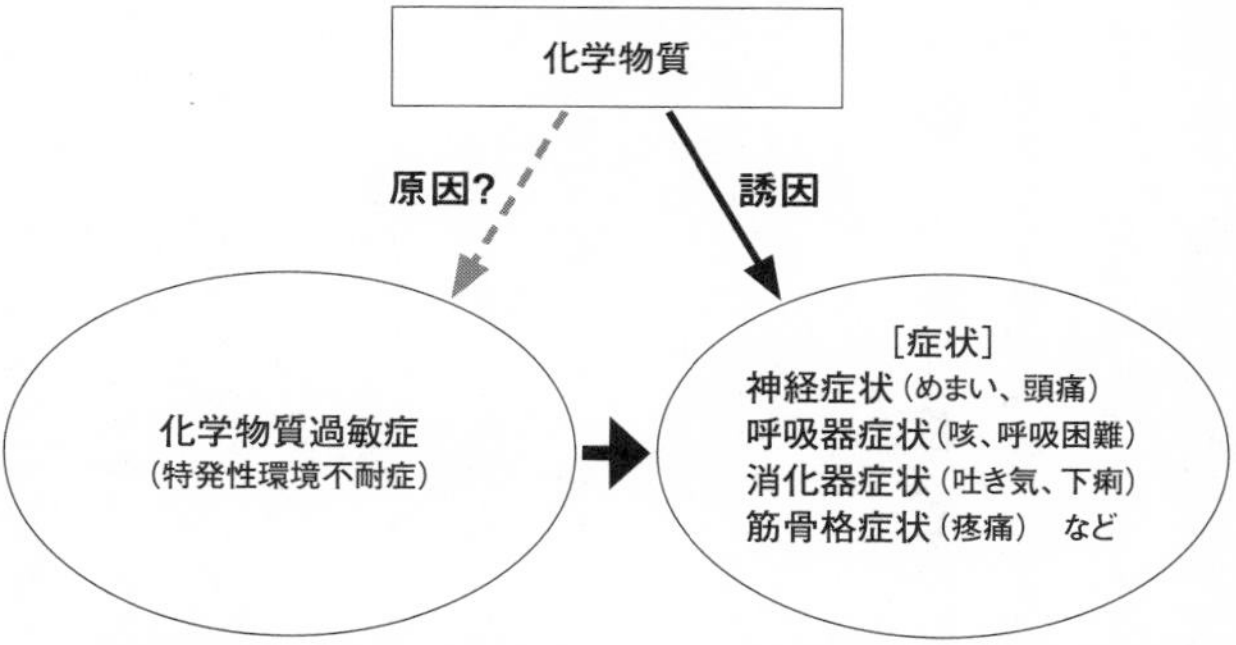

化学物質は症状を引き起こす「誘因」だが、「原因」なのかは解明が必要

きりしていないという点です（図3）。

どういうことかといえば、頭痛、めまいなどの神経症状、咳や呼吸困難などの呼吸器症状、吐き気や下痢などの消化器症状、疼痛《とうつう》などの筋骨格症状といった化学物質過敏症のさまざまな症状は、化学物質にさらされたことがきっかけとなって引き起こされるものであって、化学物質過敏症になぜかかってしまったのかといった根本的な原因であるかどうかについては、まだ科学的に解明されていないということです。

例えば、香料の匂いが誘因となって症状が引き起こされたり悪化したりしますが、香料自体が化学物質過敏症の原因なのかどうかは分かっていません。

職業で言うと、化学物質過敏症は、農業従事者、化粧品販売者、ドラッグストアの店員、靴の販売者などに比較的多く発症していることが、渡井らの疫学調査で分かっています。

また、高湿度の環境により家の床下や壁内でカビ（真菌）が発生し、カビが産生する毒素（マイコトキシン）が誘因となって発症することもあります。

化学物質過敏症という名前なので、ストレートに化学物質が原因の疾患と思われがちですが、そうであるかもしれないし、そうでないかもしれないよく分からない疾患であると言えます。それが、化学物質過敏症への理解不足、認識不足につながっているのかもしれません。

では、誘因としての5つのパターンを、それぞれ説明していきましょう。

①化学物質などへの急性大量曝露・慢性曝露

化学物質過敏症であると診断するにあたっての世界的な共通認識の1つに、「原因物質・環境への曝露」が挙げられることはすでに触れました。

曝露とは、原因となる化学物質などや環境にさらされる、接触するという意味です。それらがさまざまな経路で体内に侵入し、例えば疾患の発生といった何らかの影響を与えることを「アウトカム（帰結）」といいます。「曝露量（曝露濃度）」は、体内に侵入した物質の量のことです。よく耳にする「疫学」は、この曝露と帰結との関係を明らかにし、病を数量化する学問を指します。

物質が体内に侵入する経路には、口から摂取された食物や飲料に含まれる化学物質が消化器官で吸収される「経口曝露」、皮膚に付着した物質が細胞の隙間や汗腺などを通過して毛細血管に吸収される「経皮曝露」、空気中に漂う物質が口や鼻から入って呼吸器官から吸収される「吸入曝露」があります。

また、短時間で、単回または複数回化学物質等にさらされることを「急性曝露」（大量の場合は「急性大量曝露」）、長期にわたって繰り返しさらされることを「慢性曝露（長期曝露、反復曝露）」といいます。

特に、空気中に放出された揮発性のある176種の有害物質については、短期曝露による健康被害に対応するための「急性曝露ガイドラインレベル（AEGL：Acute Exposure Guideline Level）」が設けられています。

1つの化学物質において、それぞれ5つの曝露時間（10分、30分、1時間、4時間、8時間）に想定される健康被害につながる濃度（吸入毒性閾《いき》値《ち》濃度）を、AEGL－1～3の3段階に分類しています。

AEGL－1は、著しい不快感をもたらす「不快レベル」で、影響は一時的、曝露を中止すれば症状は回復します。AEGL－2は、曝露からの避難ができなくなり不可逆的な長期の影響が増大する「障害レベル」です。AEGL－3は、曝露した人の命が脅かされる「致死レベル」です。AEGL－1より濃度が低い「感知レベル」では、不快な臭気や軽度の感覚刺激を感じる程度で、実際に障害は起こりません。[*6]

化学物質などや環境への曝露があり、それが経口・経皮・吸入という経路で体内に吸収されなければ、化学物質過敏症の発症につながらないことは言うまでもありません。

②過敏症やアレルギー疾患からの移行

気管支喘息、アレルギー性鼻炎、解熱鎮痛剤の過敏症（いわゆるアスピリン喘息）など、アレルギー疾患や過敏症から移行して化学物質過敏症を発症するケースがあります。不思議と、アトピー性皮膚炎からの患者さんは少ないようです。

一部の疫学研究ではアトピー性皮膚炎からの移行が多いという結果が出ていますが、化学物質による皮膚刺激によって生じた皮膚荒れをアトピー性皮膚炎と診断してしまっている可能性が考えられます。

アレルギー疾患と化学物質過敏症は異なる疾患ですが、なぜアレルギー疾患が先行するのかの明確な答えは出ていないのが現状です。おそらく、脳にもアレルギーに関わる細胞（マスト細胞）が存在していて、脳の免疫細胞が気道などの免疫細胞と影響し合って、アレルギー疾患と化学物質過敏症の合併に関わっているのではないかと推測されます。

③中枢性感作疾患（**線維筋痛症や筋痛性脳脊髄炎／慢性疲労症候群**）**からの移行**

さらには、線維筋痛症や筋痛性脳脊髄炎／慢性疲労症候群といった中枢性感作疾患から移行して化学物質過敏症を発症するケースがあります。中枢性感作については59～61ページで解説します。

線維筋痛症は、軽く触られた程度の皮膚からの刺激でも、脳でその刺激を抑えられずに激痛と感じてしまう疾患です。筋痛性脳脊髄炎／慢性疲労症候群は、全身の倦怠感が強く、場合によっては寝たきりになってしまう疾患で、脳の免疫細胞の異常が報告されています。

これらの疾患は、脳の機能的な問題という意味では似たメカニズムが考えられ、実際の診療でも、線維筋痛症や筋痛性脳脊髄炎／慢性疲労症候群の患者さんに、内服薬や点滴といった薬に対する過敏、香りへの過敏が生じて、化学物質過敏症を発症することがあります。

また、化学物質過敏症で通院している患者さんが、次第に全身の痛みや倦怠感を訴えるようになり、線維筋痛症や筋痛性脳脊髄炎／慢性疲労症候群に至るという逆のケースもあります。

世界的にもこの3つの疾患は合併しやすいとされ、線維筋痛症や筋痛性脳脊髄炎／慢性疲労症候群の患者さんにも、化学物質過敏症という疾患に対する認識、理解が重要になります。線維筋痛症や筋痛性脳脊髄炎／慢性疲労症候群については、次章で詳述します。

④脳脊髄液漏出症（脳脊髄液減少症）からの発症

篠永正道《しのながまさみち》氏（元国際医療福祉大学熱海病院脳神経外科教授）らの最近の研究で、脳脊髄液漏出症（脳脊髄液減少症）という疾患の患者さんにも薬剤過敏や環境過敏が起こり、化学物質過敏症を発症しやすいことが分かってきました。

脳脊髄液漏出症は、脳の外側を循環する脳脊髄液が、何らかの理由で漏れ出てしまう疾患です。はっきりとしたメカニズムは解明されていませんが、そのことで脳の機能が変化して過敏になり、化学物質過敏のみならず、視覚過敏や聴覚過敏といった環境過敏を発症してくることが推測されます。脳脊髄液漏出症については、81〜83ページで解説します。

⑤精神神経学的疾患からの発症

ドイツでは、化学物質過敏症を発症した人の75%が、平均すると発症の17年前に、身体表現性障害、気分・不安障害といった何らかの精神神経学的疾患を発症しているという報告がされています[*7]（次ページ、図4）。

だからと言って、化学物質過敏症は決して「気のせい」といった精神的なものとして片づけられるべきではなく、十分な精査が必要であるという声明が、１９９４（平成６）年に、米国肺協会（American Lung Association）をはじめとする米国の４団体から出されて

図4　化学物質過敏症発症前の精神神経学的疾患

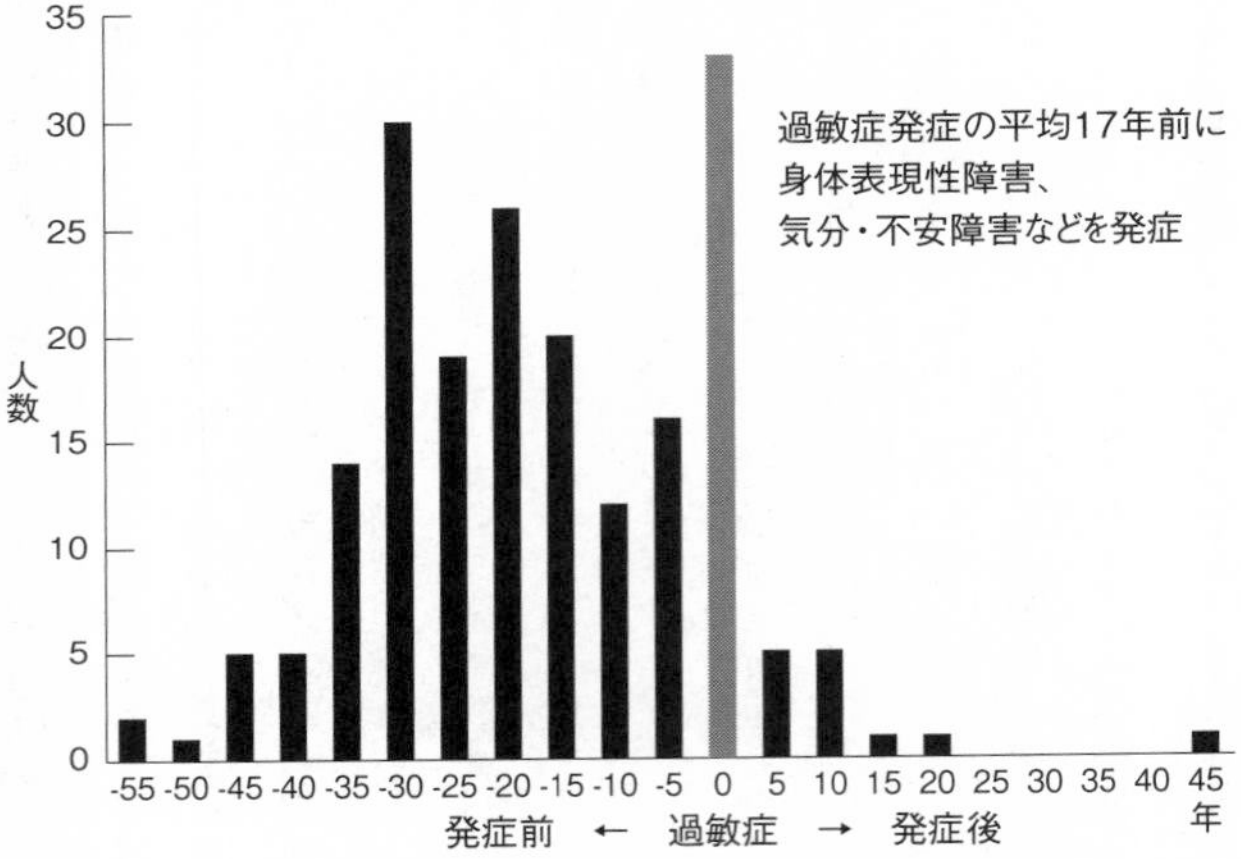

n=291　Germany 2000-2003　Int. J. Hyg. Environ. Health 2008; 211:658-81

化学物質過敏症の病訴を精神的なものとして片づけるべきではなく、
十分な精査が必要

います。

よく、化学物質過敏症だから精神神経学的疾患になったのか、精神神経学的疾患があったから化学物質過敏症になったのかが議論されますが、「脳の機能が異常を起こしている」という意味では同じと考えられます。問題は、どちらが先かという順番ではありません。脳の異常をどう解明し治療するか、あるいはどう予防するか、うつ病や不安障害といった疾患と同じように、化学物質過敏症の脳機能異常をどう解明するかが重要なのです。

そこで私は、精神神経学的疾患の合併は「脳過敏」の可能性によるものであると考えています。

化学物質過敏症は「脳過敏」な疾患！

化学物質過敏症の発症のメカニズム（病態）は、「脳過敏」、つまり中枢神経の関与が示唆される「中枢性感作（central sensitization）」というキーワードで語られます。まだ世界的には解明されていないので仮説ではありますが、化学物質過敏症という疾患を理解するにはとても重要なワードです。

「脳過敏（中枢性感作）のメカニズム（イメージ）」（次ページ、図5）を見てください。

神経系には、中枢神経系と末梢《まっしょう》神経系があります。そのうち、神経系の働きの中枢をなす部分が中枢神経系で、脊椎動物では脳と脊髄で構成されます。

光、音、香りといった環境からの刺激は、眼、耳、鼻といった体の感覚器官にある知覚神経（感覚神経）と呼ばれる末梢神経を介して、信号として脳（中枢神経）に伝達されます。

図5　脳過敏（中枢性感作）のメカニズム（イメージ）

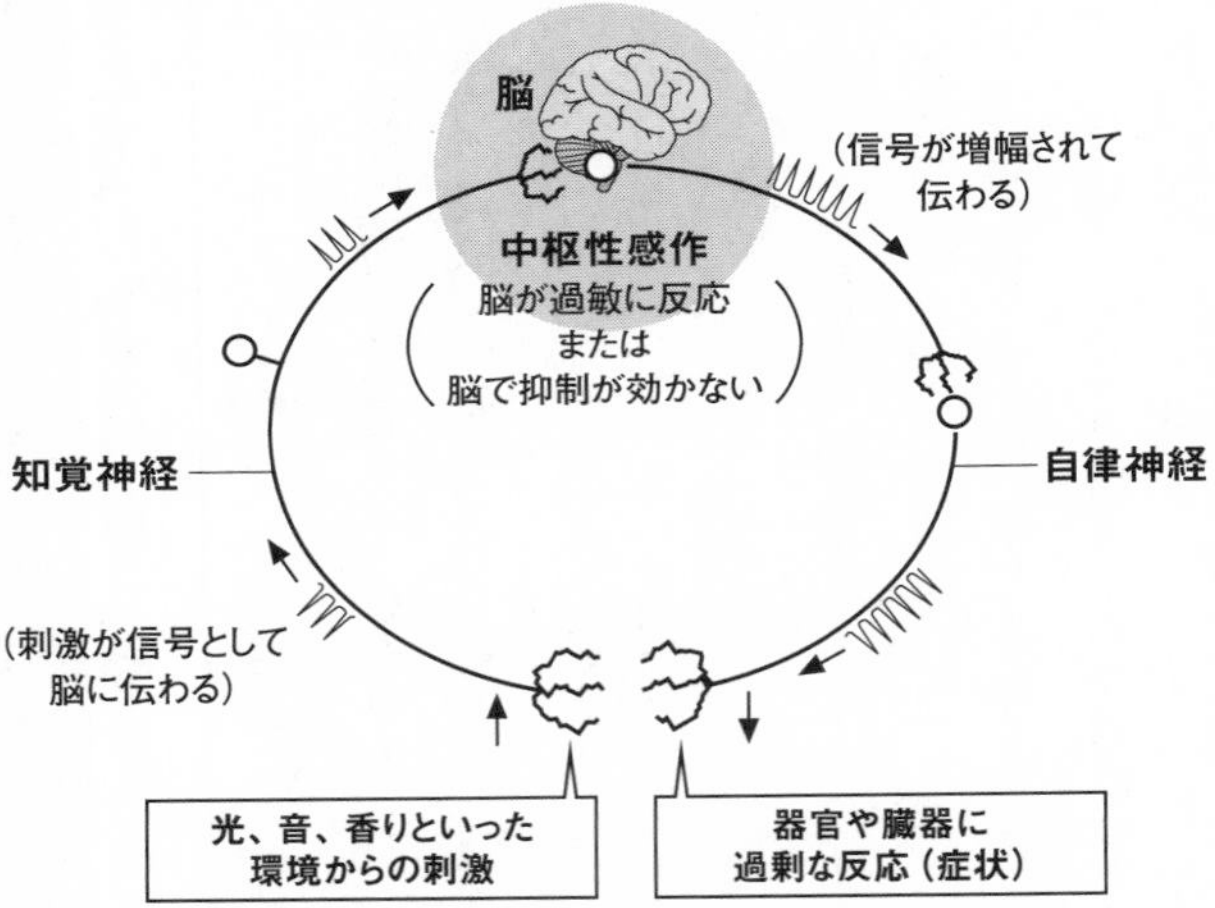

出典：J Allergy Clin Immunol 2014; 133:1521-34

受け取った時点で、その信号が増幅されるか抑制されずに通常よりも強い刺激として感じられてしまうと（興奮性の上昇）、それが自律神経を介して伝達され、さまざまな器官や臓器に過剰な反応（症状）を引き起こしてしまうのです。これが、「脳過敏（中枢性感作）」のメカニズムです。「感作」とは、生体内の抗原に対して感じやすくすること、反応を増大させることです。

末梢神経には、強い信号が脳に行かないように、環境から受けた刺激を小さくしてから伝えるメカニズムがあります。ところが、刺激を抑え込むメカニズムに異常が生じた「脳過敏」の人は、健常者にとっては何でもないことも耐えがたいものとして感じてしまうのです。これには、温度に限らず、化学物質や他の物理的な刺激によっても活性化され、感覚刺激の受容体としての機能を持つ「温度感受性チャネル(Transient Receptor Potential channel)」の関与が考えられます。

この中枢性感作が関与することによって、化学物質過敏症の患者さんには嗅覚過敏として、線維筋痛症の患者さんには触覚(痛覚)過敏として症状が強くあらわれるといった具合です。

化学物質過敏症の患者さんにおいて、このメカニズムが病理学的に実証されたという報告はないので絶対に正しいとも言い切れませんが、化学物質過敏症という疾患を理解する助けにはなるでしょう。

外来診療で、「化学物質過敏症っていったいどんな疾患ですか?」と頻繁に質問を受けるのですが、私は以下のように説明しています。「気管支喘息は気管支が過敏な疾患、アトピー性皮膚炎は皮膚が過敏な疾患、化学物質過敏症は脳が過敏な疾患です」と。

第3章　合併しやすいアレルギー以外の疾患

化学物質過敏症の代表的な合併症

本章では、化学物質過敏症に合併しやすい疾患について取り上げます。

その理由は、1人の患者さんが、化学物質過敏症の症状だけを呈することは少なく、片頭痛、過敏性腸症候群、線維筋痛症といった中枢性感作疾患や、アレルギー性鼻炎、軽症気管支喘息、食物アレルギーといったアレルギー疾患を合併していることが多いからです。

そこで、

1　すべての身体症状を「化学物質過敏症だけが原因だ」と誤解しないようにする

2　化学物質過敏症には保険適用される治療法はないが、合併症には保険適用される有効な治療薬があることが多い

3　合併症を適切に治療することで、化学物質過敏症そのものの悪化を予防したり改善したりすることが見込める

という3つの理由から、化学物質過敏症の代表的な合併症を正しく認識し、理解しておくことが重要になってきます。

最終ゴールは、化学物質過敏症そのものが良くなることにありますから、合併症の適切な治療も決しておろそかにはできません。

ところが、化学物質過敏症の患者さんの多くは、合併症の適切な診断・治療が受けられていないのが現状です。なぜなら、日本の医療環境では臓器ごとの診療が一般的で、片頭痛があれば脳神経内科に、過敏性腸症候群があれば消化器内科にといったように、症状によって診療科の窓口が分かれてしまっているからです。

さらには、化学物質過敏症の患者さんが示す薬剤過敏についても、アレルギー疾患や化学物質過敏症の診療経験がない医師にしてみれば、あまりの症状の激しさに恐れをなしてお手上げの状態、診療拒否につながってしまうこともよくあるようです。

先述したように、薬剤アレルギーの特徴は、ダメな薬剤が薬学的に系統立っていて、限定的であるために、アレルギー科医でなくても診療は困難ではありません。ところが、化学物質過敏症の患者さんの場合は、ダメな薬剤が薬学的に系統立っておらず、昨日まで何も症状が出なかった薬剤が、今日になって急にめまいや吐き気の症状が出て使用できなくなったというケースがよくあります。そのために、どの薬剤がダメなのかを確実に突き止めることができないのです。

結果として、化学物質過敏症の患者さんは行き場（受診先）がなくなり、合併症についても適切な医療を受けにくくなってしまうわけです。こうした現状への診断と対策は、第4章以降で説明します。

化学物質過敏症に合併しやすい疾患にはどのようなものがあるのでしょうか。代表的な合併症は、次の5つです。

①片頭痛
②過敏性腸症候群
③筋痛性脳脊髄炎／慢性疲労症候群
④線維筋痛症
⑤脳脊髄液漏出症（脳脊髄液減少症）

1つずつ、順を追って解説しましょう。

①片頭痛

片頭痛は、頭の片側がドクドクと脈を打つように痛いといったイメージがありますが、一般社団法人日本神経学会によれば、実際には4割近くの患者さんに両側の頭痛が認められます。キラキラした光（閃輝暗点《せんきあんてん》）が見える「前兆《ぜんちょう》」と呼ばれる視覚異常を伴う場合があり、通常は60分以内に前兆は終わり頭痛が始まります。吐き気や嘔吐《おうと》の症状、頭痛発作中は感覚過敏となり、普段は気にならない光、音、匂いを不快に感じることがあります。

わが国では、人口の8・4％が患い、男性よりも女性に多く、30〜40歳代がピークです。化学物質過敏症の疑いがある患者さんの頭痛は、片頭痛か、脳脊髄液漏出症（脳脊髄液減少症）に伴うものかを見極めることが重要です。片頭痛は化学物質過敏症に合併しやすく、完治を望めるわけではありませんが治療法のある疾患だからです。

片頭痛の原因は未解明ですが、血管説、神経説、三叉《さんさ》神経血管説の3仮説があります。

血管説は、頭蓋内の血管収縮による脳の局所的な血流不足と、その後の血管拡張による血流増加で、血管に分布する痛覚感受性神経が刺激され頭痛につながるという説です。

神経説は、脳の神経細胞の細胞膜上で起こる「脱分極」と言われる現象が約２～３㎜／分の速さで周囲に伝播《でんぱ》し回復するのに伴い、脳の血流が一過性に上昇した後に低下することによるというものです。しかし、この説だと前兆と呼ばれる視覚異常については説明できますが、頭痛についてまで説明することは困難でした。

三叉神経血管説は、頭部の痛みの伝達や髄膜血管の神経調節に関わる三叉神経を介して、脳実質（脳膜に包まれた脳そのものの部分で、大脳・小脳・脳幹などを指す）を包む硬膜の炎症と血管の収縮拡張が頭痛を引き起こすというものです。何らかの原因により、三叉神経の末端からカルシトニン遺伝子関連ペプチド（ＣＧＲＰ：calcitonin gene-related peptide）という炎症性神経伝達物質が放出され、局所の炎症を引き起こすといったメカニズムです。

片頭痛の症状の特徴として、痛み以外にも、光過敏や聴覚過敏を伴うことが挙げられます。このような感覚過敏は、嗅覚過敏をはじめ化学物質過敏症の患者さんにも認められることがあり、これは化学物質過敏症による脳の異常が示唆される点でもあります。

頭痛薬というと、一般的な解熱鎮痛剤（非ステロイド性抗炎症薬：ＮＳＡＩＤｓ）がイメージされ、『頭痛の診療ガイドライン２０２１』（日本神経学会・日本頭痛学会・日本神経治療学会監修、医学書院、２０２1年）でも、第一段階での急性期治療薬として推奨されています。

ＮＳＡＩＤｓは、シクロオキシゲナーゼという酵素の働きを阻害し、痛みや炎症のもととなるプロスタグランジンの生成を抑えることによって鎮痛・解熱・抗炎症作用をもたらすものです。その成分には、アスピリン、イブプロフェン、ロキソプロフェン、エテンザミドなどがあります。このうち、アスピリンが配合された市販薬は「バファリン®Ａ」「エキセドリン®Ａ錠」、イブプロフェンが配合された市販薬は「リングルアイビー®α２００」、ロキソプロフェンが配合された市販薬は「ロキソニン®Ｓ」「ロキソニン®Ｓプレミアム」、エテンザミドが配合された市販薬は「新セデス®錠」「ナロンエースPREMIUM®」などがよく知られています。

非ステロイド性抗炎症薬は、アレルギーとの相性があまり良くありません。腸管の表面の細胞の血流低下や細胞同士の結合を緩めてしまう可能性が指摘されており、食べ物の吸収パターンに変化を起こすのではないかと言われています。また、普通に食べたらアレルギー反応が出ないのに、非ステロイド性抗炎症薬を飲みながら食べると食物アレルギー症状が誘発されるといったこともあり、アレルギー科医の立場からは、極力使用は控えたいところです。

あくまでも、ガイドラインに従って治療することが、現代医療における基本ですが、患者さん個々の特性を考えて治療することも重要です。急性期治療薬として、中等度以上の頭痛や、軽度〜中等度でも非ステロイド性抗炎症薬の効果が乏しい場合には、片頭痛の治療に広く使われている「トリプタン」を使用することが推奨されています（前掲『頭痛の診療ガイドライン２０２１』）。

トリプタン製剤は非ステロイド性抗炎症薬ではなく、三叉神経の末端のセロトニン受容体を刺激することでカルシトニン遺伝子関連ペプチドの分泌を抑制し、血管の過度な拡張や炎症・痛みを抑えると考えられています。

化学物質過敏症の患者さんの頭痛を的確に診断し、非ステロイド性抗炎症薬を使って漫然と治療することのないよう気をつけなければなりません。市販薬にも非ステロイド性抗炎症薬はあり、医療従事者側に相談なく患者さんが自分で購入して連用しているケースもあるので、医療従事者側はきちんと確認することも必要でしょう。

片頭痛には予防療法が適用できます。急性期治療のみでは効果が不十分な場合や、非ステロイド性抗炎症薬やトリプタン製剤が使用できない場合です。近年、カルシトニン遺伝子関連ペプチドそのもの、あるいはカルシトニン遺伝子関連ペプチドが結合する受容体をブロックする抗体薬（「エムガルティ®皮下注」「アジョビ®皮下注」「アイモビーグ®皮下注」）が、予防薬（片頭痛発作の発症抑制）として使用可能となり、予防療法の新たな選択肢として注目されています。

ただし、使用にあたっては、薬品ごとに最適使用推進ガイドラインが策定されていて、対象の患者さん、病院の条件・留意事項などを満たす必要があるので、すべての医師が処方できるわけではありません。

特に小児の場合は、「おなかの片頭痛（腹部片頭痛）」と呼ばれる腹痛を訴える可能性があるので注意が必要です。メカニズムは解明されていませんが、数日間嘔吐・発作を周期的に繰り返す「周期性嘔吐症候群」という疾患です。10歳ごろから、周期性嘔吐症候群が片頭痛に移行し始め、18歳までに約8割が片頭痛に移行すると言われています。*8

小児の化学物質過敏症では、腹痛があれば後述する過敏性腸症候群が多いのですが、特に嘔吐まで認められるようであれば、この周期性嘔吐症候群が疑われます。

②過敏性腸症候群

化学物質過敏症の疑いがある患者さんに腹痛や下痢が持続している時には、過敏性腸症候群や乳糖不耐症などの疾患が考えられます。

過敏性腸症候群は、反復する腹痛、便性状（便の形状、硬さ）や排便回数の変化を伴う腸の機能的な疾患です。おなかの症状以外にも、抑うつや不安といった症状も合併することがあり、ストレスが関連することも示唆されています。脳と腸の双方向の関連（脳腸相関）があるのではないかとも考えられています。

ヒトの体には、ストレスに対応するホルモンとして、脳の視床下部という部分から放出される副腎皮質刺激ホルモン放出因子（CRF：corticotropin releasing factor）、あるいは副腎皮質刺激ホルモン放出ホルモン（CRH：corticotropin releasing hormone）があります。

CRFは、副腎皮質刺激ホルモン（ACTH：adrenocorticotropic hormone）の放出を促します。脳内では、CRFが増えると不安が引き起こされることが分かっている一方、腸の運動や感覚亢進《こうしん》を引き起こすことも解明されてきました。このように、体のある物質が、脳にも腸にも作用して、全体の症状を作り出すこともあり、腸だけの疾患ではありません。

さらには、腸内細菌も関与していることが明らかになってきました。ストレスにより、αディフェンシンという腸内細菌叢を適切に保つ物質（抗菌ペプチド）の小腸の細胞からの分泌量が減ると、腸内細菌叢が乱れることが報告されています。

治療については、一般財団法人日本消化器病学会で編集された『機能性消化管疾患診療ガイドライン２０２０――過敏性腸症候群（ＩＢＳ）〔改訂第2版〕』（南江堂、２０２０年）に、抗アレルギー薬の組み合わせ（併用）が記載されています。

もともと神経の周りにはアレルギーにも関わるマスト細胞（肥満細胞）が多いのですが、消化管神経叢周囲の肥満細胞が何らかの刺激によって反応していること、またこの肥満細胞と腹痛の程度が関連していたことが報告されたためです。[*9]

また、感染性腸炎の後に過敏性腸症候群を発症しやすい場合があることも分かってきました。その背景として、「腸の炎症が強い」「女性」「不安が強い」といった点が報告されているのも、成人では比較的女性の患者さんに多い化学物質過敏症を診療する上で重要です。

③筋痛性脳脊髄炎／慢性疲労症候群

筋痛性脳脊髄炎／慢性疲労症候群は、後述の線維筋痛症とともに化学物質過敏症に最も合併しやすい疾患の1つです。化学物質過敏症の患者さんが、一般的な度合いとは異なる病的な疲労を訴えた時には、この疾患の可能性を考える必要があります。

筋痛性脳脊髄炎／慢性疲労症候群は、その病名から「疲れやすい疾患」というイメージが先行しますが、「疲労」という概念だけの疾患ではないと認識することが、正しい認知につながります。疲労以外にも、睡眠障害、認知機能障害、起立不耐（立っていられない）を認めることが多くあります。

疲労についても、身体活動や運動などによる「労作後の消耗」が特徴的であることが、化学物質過敏症の診療において大切な点です。つまり、「運動すると悪化する」のです。

先述したように、筋肉質の男性は筋肉から放出される物質マイオカインが脳に保護的に働くため、化学物質過敏症に罹患しにくいと考えられることから、女性の患者さんには「筋肉をつけてください」と指導することがあります。

図6　筋痛性脳脊髄炎／慢性疲労症候群の中核症状と周辺症状

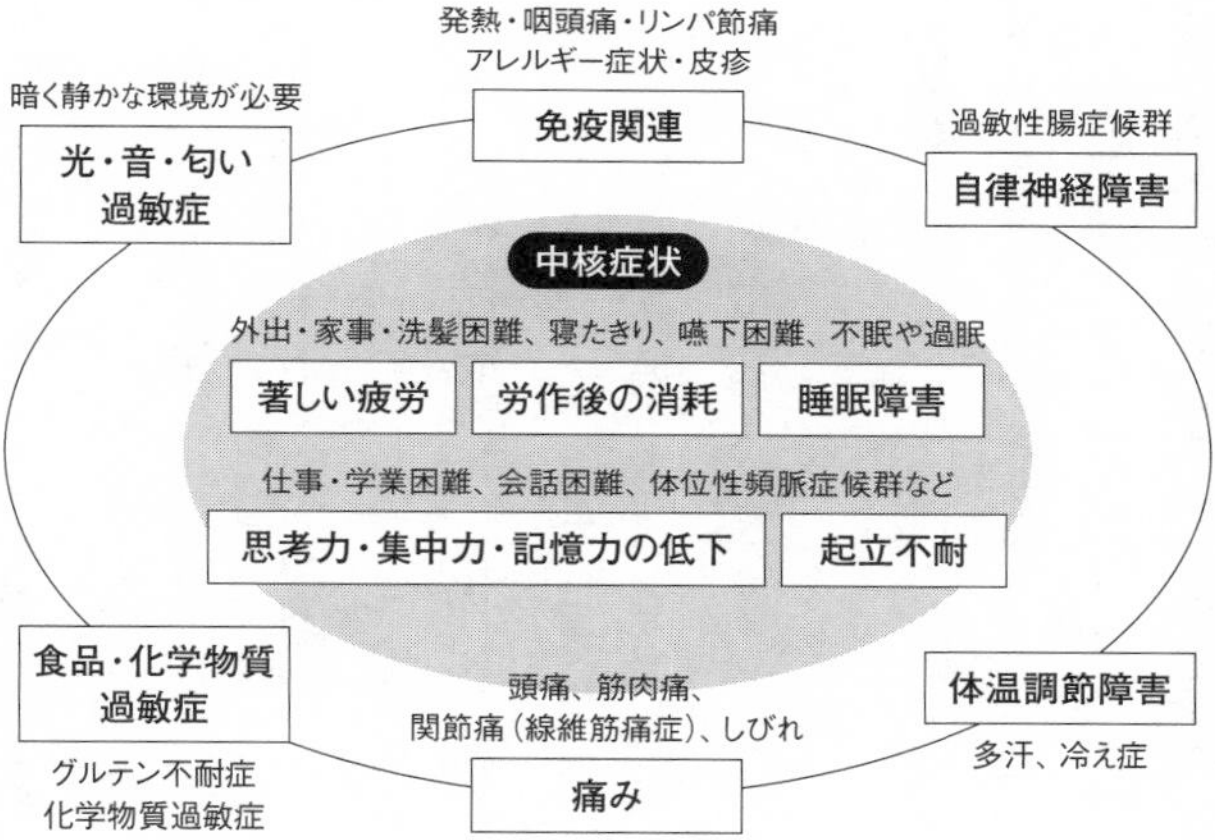

筋痛性脳脊髄炎／慢性疲労症候群を合併してしまうと、運動することで疲労の症状は悪化していきます。この悪化は「クラッシュ」と呼ばれ、運動した翌日にはほとんど動けないほどになることがあります。

このため、自分の限られた体力をいかに計画的に使うかという「ペーシング」が重要になります。

また、風邪や胃腸炎の後に発症することが多いため、何らかの病原体への反応が、この疾患の発症に関わっていると世界的に考えられています。最近では、COVID-19（新型コロナウイルス感染症）の罹患後に発症するケースが多いことが認められています。

症状に関しては、国立精神・神経医療研究センターの佐藤和貴郎《わきろう》先生の図が分かりやすいので提示しました[*10]（前ページ、図6）。

筋痛性脳脊髄炎／慢性疲労症候群そのものに対して、保険が適用される治療法は現在ありませんが、過敏性腸症候群などを合併したさまざまな症状に対しては、保険適用の治療が可能です。筋痛性脳脊髄炎／慢性疲労症候群の患者さんでも薬剤過敏が認められるため、治療薬の導入は少量から始めて漸増することが重要である点は化学物質過敏症の場合と同じです。筋痛性脳脊髄炎／慢性疲労症候群と化学物質過敏症という疾患のメカニズムには強い類似性が考えられます[*11]。

④線維筋痛症

線維筋痛症（ＦＭ：Fibromyalgia）とは何か。簡単に言えば、「全身のどこかを軽く触れただけでも飛び上がるほど痛く感じるが、レントゲンや血液検査といった一般的な臨床検査では異常が見つからない疾患」です。

化学物質過敏症で通院していたはずなのに、だんだんと体の痛みを訴えるようになり、線維筋痛症の診断に至るケースがよくあります。その反対に、他の病院で線維筋痛症として通院されていた患者さんが、治療薬を含めてさまざまな化学物質に対して過敏になり、アレルギー科を受診されることもよくあります。

国際的にも、化学物質過敏症の患者さんの10％程度が線維筋痛症を合併すると言われています。[*12] 私が携わった研究でも、化学物質過敏症患者さんの12％が、線維筋痛症を合併していました。[*13]

化学物質過敏症は匂いに対する敏感さ（嗅覚過敏）が、線維筋痛症は痛みに対する敏感さ（痛覚過敏）が特徴と言えるでしょう。専門的には、「痛覚変調性疼痛（nociplastic pain）」といいます。痛みに弱いということではなく、組織障害の証拠も、痛みを引き起こす感覚系に病変があるという証拠もないにもかかわらず、健常者には「触られた」と認識するレベルの物理的刺激が、線維筋痛症の患者さんにとっては「激痛」と感じてしまうのです。言い方を変えれば、この患者さんは「激痛に24時間耐えている人」とも言えます。

線維筋痛症の疾患概念（disease concept）は、慢性的で広範な筋骨格系疼痛を指し、し

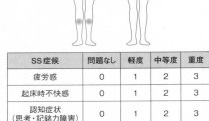

図7　線維筋痛症の診断予備基準（米国リウマチ学会2010）

WPI：19カ所 過去1週間の疼痛範囲数		
顎	右	左
肩	右	左
上腕	右	左
前腕	右	左
胸部		
腹部		
大腿	右	左
下腿	右	左
頸部		
背部	上	下
臀部	右	左
WPI 合計：　　点		

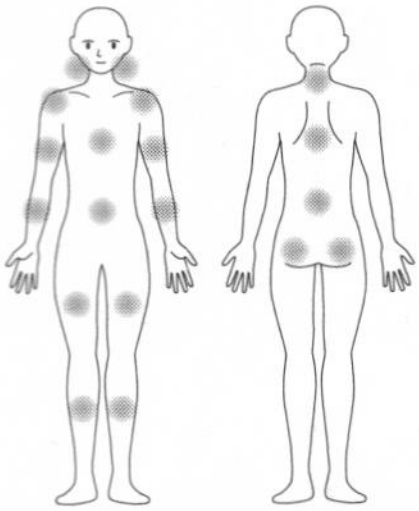

SS症候	問題なし	軽度	中等度	重度
疲労感	0	1	2	3
起床時不快感	0	1	2	3
認知症状 （思考・記銘力障害）	0	1	2	3
合計：　　点				

SS一般的な身体症候　0：なし　1：少数　2：中等度　3：多数					
筋肉痛	過敏性腸症候群	疲労感・疲れ	思考・記憶障害	筋力低下	頭痛
腹痛・腹部痙攣	しびれ・刺痛	めまい	睡眠障害	うつ症状	便秘
上部腹痛	嘔気	神経痛	胸痛	視力障害	発熱
下痢	ドライマウス	かゆみ	喘鳴	レイノー現象	蕁麻疹
耳鳴り	嘔吐	胸やけ	口腔内潰瘍	味覚障害	痙攣
ドライアイ	息切れ	食欲低下	発疹	光線過敏	難聴
あざができやすい	抜け毛	頻尿	排尿痛	膀胱痙攣	
合計：症候　　点　＋　身体症候　　点　＝　　点					

以下の3項目を満たすものを線維筋痛症と診断する
・WPI 7以上＋SS 5以上またはWPI 3〜6＋SS 9以上 ・少なくとも3カ月症候が続く ・他の疼痛を示す疾患ではない

本邦では身体症候：1＝少数（1〜5）、2＝中等度（6〜20）、3＝多数（21〜41）とする

図8　線維筋痛症の臨床徴候

1. 主要症状
・全身の慢性疼痛と解剖学的に明確な部位の圧痛 ・びまん性のこわばり

2. 随伴症状	
身体症状	微熱、疲労感・倦怠感*、手指のこわばり、手指の腫脹**、関節痛、レイノー現象、盗汗、過敏性腸症候群、動悸、乾燥症状*、呼吸苦、嚥下障害、間質性膀胱炎、生理不順月経困難症、体重の変動、寒暖不耐症、顎関節症、低血圧、各種アレルギー症状、僧帽弁逸脱症、恥骨部痛など
神経症状	頭痛・頭重感*、四肢のしびれ、手指のふるえ、めまい、耳鳴り、難聴、羞明、視力障害、筋力低下、筋脱力感、restless legs syndrome など
精神症状	抑うつ症状*、不安感*、焦燥感、睡眠障害（不眠、過眠）、集中力低下、注力低下、健忘、記銘力障害、起床時の不快感など

*欧米症例に比して本邦例で出現頻度が高い
**欧米症例に比して本邦例で出現頻度が低い

ばしば疲労、認知障害、精神症状、複数の身体症状を伴います。疾患概念とは、その疾患の包括的な意味、捉え方のことです。

疾患の発症につながる生物学的なメカニズム＝病因も、特定の疾患に反応して体内で発揮される生理学的なメカニズム＝病態生理も不明です。筋肉、靱帯《じんたい》、腱《けん》に影響を及ぼす軟部組織に痛みの症状があるにもかかわらず、これらの組織に炎症があることを示す証拠はありません。

診断基準は、1990（平成2）年の「線維筋痛症の分類基準」（米国リウマチ学会）や、2010（平成22）年の「線維筋痛症の診断予備基準」（米国リウマチ学会

78ページ、図7）が一般的で、日本人における有用性も検証されています。最近では、2019（令和元）年に米国疼痛学会が主体となり、新たな線維筋痛症の臨床徴候が提案されています（前ページ、図8）。

現在の日常臨床で行える血液検査や画像検査（超音波、CT、MRIなど）では、明らかな異常所見を検出できないことから、化学物質過敏症と同様の側面があります。明らかに臓器に形態的な問題がないにもかかわらず、何らかの身体的な訴えがあり、それによって日常生活に支障をきたす疾患の総称である「身体機能性症候群」の1つとされています。

線維筋痛症、慢性疼痛に対しては保険適用の治療薬があり、疼痛を和らげるプレガバリン、デュロキセチン、トラマドール、トラマドール＋アセトアミノフェン配合剤が用いられます。化学物質過敏症と線維筋痛症が合併した患者さんに対してこれらの薬を処方する時は、線維筋痛症単独の患者さんよりも少ない量（4分の1から10分の1の量）で開始することが重要です。通常の量で治療を開始すると副反応が目立ってしまい、内服の継続が困難となるケースが多いからです。

⑤脳脊髄液漏出症（脳脊髄液減少症）

化学物質過敏症の患者さんで、頭痛や視覚障害、起立性調節障害などの症状が認められる時に、特に疑われるのが脳脊髄液漏出症（脳脊髄液減少症）です。

起立性調節障害は、自律神経の機能失調により、横になった状態から起立した時に血圧が下がり、脳の血流が減少するために生じるものです。めまい、動悸、失神、倦怠感、頭痛などが主な症状で、思春期前後の小児に多く見られます。

まず、脳脊髄液が何なのかから説明しましょう。脳と脳から延びている脊髄は、頭蓋骨や脊椎（背骨）の中の「硬膜」に包まれて保護されています。硬膜と脊髄の間には「くも膜下腔」という空間があって、そこを満たしているのが脳脊髄液という液体です（次ページ、図9）。脳や脊髄の表面を循環していて、脳の代謝（脳の代謝産物の除去）に貢献しています。

そのため、この液が首から背中、腰までの脊髄のどこかから漏れて量が少なくなり髄圧が低下すると、脳の機能に悪影響を与える可能性があります。

脳脊髄液が漏れる原因としては、交通事故やスポーツによるケガといった外傷が契機と

図9　脳脊髄液の流れ

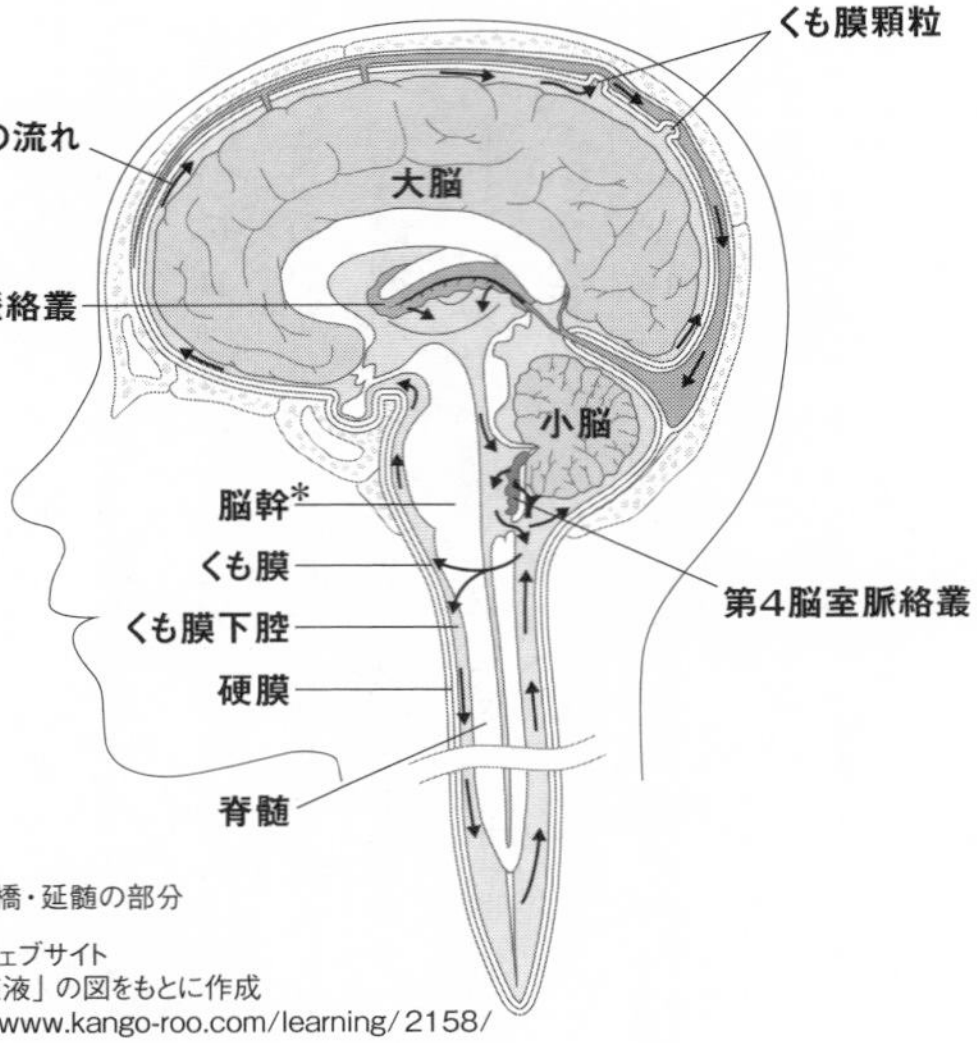

*間脳・中脳・橋・延髄の部分

『看護 roo!』ウェブサイト
「脳室と脳脊髄液」の図をもとに作成
出典：https://www.kango-roo.com/learning/2158/

なることもあれば、外傷には心あたりがなく、原因が特定できない場合もあります。脳脊髄液漏出症は、小児期の発症も稀ではなく、また小児では男女差が見られない点が、化学物質過敏症と似ています。

最も多い症状は頭痛です。立っていると増悪し、横になっているとと軽快するといったパターンがよく見られますが、この頭痛を認めない患者さんもいます。他には、視覚異常、めまい、吐き気、頻脈、思考力低下などの症状があります。

化学物質過敏症が疑われる患者さんにこのような症状が認められた時には、脳脊髄液漏出症の有無を調べることが重要です。

また、小児例では特に、立ちくらみ、失神、朝起き不良、全身倦怠感、動悸、頭痛などの症状を伴う起立性調節障害と鑑別（区別）することが重要であり、これが不登校等の原因となっていないかを十分精査しなければなりません。

化学物質過敏症によく見られる症状だけではなく、合併症の症状もあわせて呈している患者さんが多くいます。したがって、患者さんには合併症を含めた、より幅広い見地からアプローチすることが必要です。実際に、合併症を適切に治療したことで、化学物質過敏症の症状改善につながったという臨床例もあります。代表的な5つの合併症について本章で詳しく取り上げた理由がお分かりいただけたでしょうか。

第4章　診断と対策

世界で診断に用いられている質問票

化学物質過敏症の診断法も治療法も、現在のところ客観的かつ科学的には確立されていません。科学的根拠に基づいた医療に徹することを大前提とするならば、本章の診断と対策の記述はここでおしまいということになってしまいます。

冒頭から、いきなりこういう記述をすると驚かれる方がいらっしゃるかもしれませんが、正直にお伝えしました。

しかしながら、化学物質過敏症の症状に悩み、効果的な治療法や対策を強く望んでいる患者さんに対して、われわれ医師が何もしていないわけでは決してありません。これまで、臨床や研究を日々重ね、いくつか希望は見えてきています。ですから、絶望すること、諦めることは「無し」にしましょう。さらに話を先に進めていくことにします。

「診療」という言葉があるように、「診断（診察）」と「治療」はセットです。医療従事者によって診察が正しく行われ、どのような疾患であるのかと診断がくだされなければ、正しい治療にはつながらないことは言うまでもありません。

もちろん、化学物質過敏症の場合も同じです。病因病態学に基づいた客観的な診断方法は、世界的にはまだ確立されていませんが、世界の40カ国以上で診断基準として用いられている「QEESI《クイージ》（Quick Environmental Exposure and Sensitivity Inventory）」と呼ばれる質問票があるのでご紹介しましょう。

この質問票は、化学物質過敏症の疫学研究のために1999（平成11）年、米国テキサス大学のクラウディア・ミラー教授（Prof. Claudia Miller）らによって作成されたものです。[*14] その後、北里大学の石川哲《さとし》教授と宮田幹夫教授の手によって日本語訳版が作成され、2003（平成15）年には、北條祥子《ほうじょうさちこ》名誉教授（尚絅《しょうけい》学院大学）らによって、その信頼性、英語版との妥当性が確認されています。[*15]

以来、現在に至るまで、日本独自の化学物質過敏症の患者さんのスクリーニング（ふるい分け、選別）や治療効果の基準値として疫学調査にも用いられ、国際比較にも有用なものとなっています。

「Q1　化学物質曝露による反応（不耐性）スコア」「Q2　その他の物質による反応（不耐性）スコア」「Q3　症状スコア」「Q4　マスキング（日常的に曝露する化学物質）

スコア」「Q５　日常生活の支障の程度スコア」の５つのセクションに分かれ、それぞれに10の質問項目があって点数化されます（89〜93ページの質問票）。

Q１〜Q３とQ５は、各質問項目を０〜10点で答えて合計０〜１００点で評価されます。Q４は、10の質問項目を２択（はい＝１点、いいえ＝０点）で答えて合計０〜10点で評価されます。

前出のミラー教授らが提案した合計点による国際的な方法では、Q１≧40点、Q３≧40点の両方を満たすと化学物質過敏症に対する感受性（不耐性）が高く、患者さんである確率がかなり高いと評価されます（94ページ、図10）。

なお、「QEESI」の50項目にわたる質問に答えるのは負担が大きいため、最近では、より簡略化した「BREESI《ブリージ》©（Brief Environmental Exposure and Sensitivity Inventory）」が使われ始めています。[16]

こちらは、３つの質問に「はい／いいえ」で回答するもので、「はい」が３つで化学物質過敏症に対する感受性（不耐性）が高いと評価され、１つ以上「はい」があれば「QEESI」を行うことが推奨されます[17]（95ページ、図11）。

QEESI Q1　化学物質曝露による反応（不耐性）スコア

0=まったく反応なし	5=中等度の反応	10=動けなくなる程の症状

1. 車の排気ガス
（ 0　1　2　3　4　5　6　7　8　9　10 ）

2. タバコの煙
（ 0　1　2　3　4　5　6　7　8　9　10 ）

3. 殺虫剤、除草剤、防虫剤、防蟻剤など
（ 0　1　2　3　4　5　6　7　8　9　10 ）

4. ガソリン臭
（ 0　1　2　3　4　5　6　7　8　9　10 ）

5. ペンキ、シンナーなど
（ 0　1　2　3　4　5　6　7　8　9　10 ）

6. 消毒剤、漂白剤、バスクリーナー、床クリーナーなど
（ 0　1　2　3　4　5　6　7　8　9　10 ）

7. 特定の香水、芳香剤、清涼剤など
（ 0　1　2　3　4　5　6　7　8　9　10 ）

8. 作りたてのアスファルト臭
（ 0　1　2　3　4　5　6　7　8　9　10 ）

9. マニキュア、その除去液、ヘアスプレー、オーデコロンなど
（ 0　1　2　3　4　5　6　7　8　9　10 ）

10. 新しいじゅうたん、カーテン、シャワーカーテン、新車の匂いなど
（ 0　1　2　3　4　5　6　7　8　9　10 ）

1～10までの質問項目を0～10点で答えて、
合計0～100点で評価する

合 計　　　　　点

QEESI Q2　その他の物質による反応（不耐性）スコア

0＝まったく反応なし	5＝中等度の反応	10＝動けなくなる程の症状

1. 塩素消毒された水を飲んだ時

（ 0　1　2　3　4　5　6　7　8　9　10 ）

2. 何か特定の食べ物を食べた時（キャンディ、ピザ、牛乳、油、てんぷら、肉、バーベキュー、タマネギ、ニンニク、香辛料、調味料、食品添加物など）

（食品名をご記入ください：　　　　　　　　　　　　　　　　　　　）

（ 0　1　2　3　4　5　6　7　8　9　10 ）

3. 何か習慣性になってしまい、食べないと体調不良となるような特別な食物

（ 0　1　2　3　4　5　6　7　8　9　10 ）

4. 食後に一定時間、調子が悪いか

（ 0　1　2　3　4　5　6　7　8　9　10 ）

5. コーヒー・紅茶・緑茶・コーラ・チョコレート（カフェインを含むもの）を摂取した時

（ 0　1　2　3　4　5　6　7　8　9　10 ）

6. 逆に、コーヒー・紅茶・緑茶・コーラ・チョコレートを食べないと調子が悪いか

（ 0　1　2　3　4　5　6　7　8　9　10 ）

7. 少量のビール・少量のワインのような、少量のアルコール飲料を摂取した時

（ 0　1　2　3　4　5　6　7　8　9　10 ）

8. 皮膚に触れるもの（繊維類、メタルの装飾品、アクセサリー、化粧品類など）による反応

（ 0　1　2　3　4　5　6　7　8　9　10 ）

9. 医療用に使われる物質（抗生物質、麻酔薬、鎮痛剤、精神安定剤、X線造影剤、ワクチン、ピルなどの医薬品、インプラント〔人工品の体への埋め込み〕、入れ歯、避妊薬、避妊器具など）を使った時

（薬品名をご記入ください：　　　　　　　　　　　　　　　　　　　）

（ 0　1　2　3　4　5　6　7　8　9　10 ）

10. 樹・草・花粉・ハウスダスト・かび・動物・虫さされ・特定の食物などによる、ぜんそく、鼻炎、蕁麻疹、湿疹のようなアレルギー反応

（ 0　1　2　3　4　5　6　7　8　9　10 ）

1〜10までの質問項目を0〜10点で答えて、
合計0〜100点で評価する

合 計　　　　点

QEESI Q3　症状スコア

0=まったく反応なし	5=中等度の反応	10=動けなくなる程の症状

1. **筋肉・関節の痛み、けいれん、こわばり、力が抜ける**（筋症状）

　（ 0　1　2　3　4　5　6　7　8　9　10 ）

2. **眼への刺激、やける感じ、しみる感じ。息切れ、咳のような気管や呼吸症状。たん、鼻汁がのどの奥のほうへ流れる感じ。風邪にかかりやすい**（気管粘膜症状）

　（ 0　1　2　3　4　5　6　7　8　9　10 ）

3. **動悸、不整脈、胸の不安感などの心臓や胸の症状**（心・循環器症状）

　（ 0　1　2　3　4　5　6　7　8　9　10 ）

4. **おなかの痛み、胃けいれん、膨満感、吐き気、下痢、便秘のような消化器症状**（胃腸症状）

　（ 0　1　2　3　4　5　6　7　8　9　10 ）

5. **集中力、記憶力、決断力低下、無気力などを含めた思考力低下**（認識症状）

　（ 0　1　2　3　4　5　6　7　8　9　10 ）

6. **緊張しすぎ、上がりやすい、刺激されやすい、うつ、泣きたくなったり激情的になったりする。以前に興味があったものに興味が持てないなどの気分の変調**（情緒症状）

　（ 0　1　2　3　4　5　6　7　8　9　10 ）

7. **めまい、立ちくらみなどの平衡感覚の不調、手足の協調運動の不調、手足のしびれ、手足のチクチク感、眼のピントが合わない**（神経・末梢神経症状）

　（ 0　1　2　3　4　5　6　7　8　9　10 ）

8. **頭痛、頭の圧迫感、いっぱいに詰まった感じなどの頭部症状**（頭部症状）

　（ 0　1　2　3　4　5　6　7　8　9　10 ）

9. **発疹、蕁麻疹、アトピー、皮膚の乾燥感**（皮膚症状）

　（ 0　1　2　3　4　5　6　7　8　9　10 ）

10. **外陰部のかゆみ、または痛み、トイレが近い、尿失禁、排尿困難などの泌尿・生殖器症状**（女性の場合には、生理の不快感、苦痛などの症状）（泌尿・生殖器症状）

　（ 0　1　2　3　4　5　6　7　8　9　10 ）

1～10までの質問項目を0～10点で答えて、
合計0～100点で評価する

合 計　　　　　点

QEESI Q4　マスキング（日常的に曝露する化学物質）スコア

1.　タバコを吸いますか（ はい ・ いいえ ）

＊20歳未満から吸い始めた方は、20歳未満の年齢をご記入ください。

「はい」の方：1日約______本を______歳から吸い始めて約______年間吸っている

「いいえ」で過去に吸っていた方：1日約______本を______歳から吸い始めて______歳でやめた

「やめた理由」：本人体調悪化のため・家族体調悪化のため・その他（　　　　　　　　　）

2.　アルコール飲料（ビール、ワイン、酎ハイなど）を飲みますか（ はい ・ いいえ ）

「はい」の方：種類____________　1日量________mL　頻度（例：週に3日）________

「いいえ」で過去に飲んでいた方：種類__________　1日量________mL　頻度________

「やめた理由」：本人体調悪化のため・その他（　　　　　　　　　）

3.　コーヒー、カフェオレ、紅茶、緑茶、コーラなどを飲みますか（ はい ・ いいえ ）

「はい」の方：1日に__________を約________mL　頻度________

「いいえ」で過去に飲んでいた方：1日に__________を約________mL　頻度________

「やめた理由」：本人体調悪化のため・その他（　　　　　　　　　）

4.　香水、ヘアスプレー、香料入りの化粧品を使用しますか（ はい ・ いいえ ）

「はい」の方：種類________________　使用頻度____________

5.　過去数年内に殺虫剤、防かび剤処理を家や職場で使用しましたか（ はい ・ いいえ ）

「はい」の方：いつ頃　西暦________年頃　場所__________　使用した物________

6.　最近、仕事や趣味で週1回以上、化学物質やガス・煙にさらされましたか（ はい ・ いいえ ）

「はい」の方：場所________________　さらされた物________________

7.　あなたの周りで、いつもタバコを吸う家族や同僚はいますか（ はい ・ いいえ ）

「はい」の方：その方があなたの周りで吸う本数は、合計で1日約______本

8.　冬季、職場・学校・自宅にいる時に、ガスが部屋の中に出る暖房器具を使いますか（ はい ・ いいえ ）

「はい」の方：場所________________　暖房の種類________________

1日の使用時間________時間

9.　衣類を洗濯する時、柔軟剤や高残香洗剤（香りの残る洗剤）を使いますか（ はい ・ いいえ ）

10.　ステロイド剤、鎮痛剤、抗うつ剤、精神安定剤、睡眠薬などを週1回以上使いますか（ はい ・ いいえ ）

「はい」の方：（具体的に薬剤名記入________________________）

1～10までの質問項目を2択（はい＝1点、いいえ＝0点）で答えて、合計0～10点で評価する

合計　　　　点

QEESI Q5　日常生活の支障の程度スコア

0=まったく反応なし　　5=中等度の反応　　10=動けなくなる程の症状

1. 食事をする時支障がありますか

（ 0　1　2　3　4　5　6　7　8　9　10 ）

2. 毎日職場や学校へ通うのに支障がありますか

（ 0　1　2　3　4　5　6　7　8　9　10 ）

3. 新しい家具・調度品（机・タンス・カーテンなど）を使う場合に支障がありますか

（ 0　1　2　3　4　5　6　7　8　9　10 ）

4. 衣類の使用に支障（皮膚のかゆみ・湿疹など）がありますか

（ 0　1　2　3　4　5　6　7　8　9　10 ）

5. 旅行や車のドライブに支障（車酔いなど）はありますか

（ 0　1　2　3　4　5　6　7　8　9　10 ）

6. 化粧品や防臭剤などの匂いをかいだ時に支障がありますか

（ 0　1　2　3　4　5　6　7　8　9　10 ）

7. 集会、レストランへ外出するなど、
一般の社会的活動に参加するのに支障がありますか

（ 0　1　2　3　4　5　6　7　8　9　10 ）

8. 趣味やスポーツなど好きなことをするのに支障がありますか

（ 0　1　2　3　4　5　6　7　8　9　10 ）

9. 配偶者など家族とのコミュニケーションに支障がありますか

（ 0　1　2　3　4　5　6　7　8　9　10 ）

10. 日常生活の中で、家庭内の雑用（庭の手入れ、車の洗浄、料理・家の掃除、アイロンがけなど）をするのに支障がありますか

（ 0　1　2　3　4　5　6　7　8　9　10 ）

1〜10までの質問項目を0〜10点で答えて、
合計0〜100点で評価する

合 計　　　　点

図10 QEESIの評価基準

	Q1のスコア	Q3のスコア	Q4のスコア
患者である可能性がかなり高い (very suggestive)	**≧40**	**≧40**	≧4
患者である可能性がかなり高い (very suggestive)	**≧40**	**≧40**	＜4
患者である可能性がやや高い (somewhat suggestive)	＜40	≧40	≧4
患者である可能性は否定的 (not suggestive)	＜40	≧40	＜4
患者である疑いがあるが判定困難 (problematic)	≧40	＜40	≧4
患者である疑いがあるが判定困難 (problematic)	≧40	＜40	＜4
患者である可能性は否定的 (not suggestive)	＜40	＜40	≧4
患者である可能性は否定的 (not suggestive)	＜40	＜40	＜4

国際的には、QEESI Q1≧40点とQEESI Q3≧40点の両方を満たすと、化学物質過敏症である可能性がかなり高いと評価される

図11　簡易版『BREESI©
(Brief Environmental Exposure and Sensitivity Inventory)』

3つの質問に「はい／いいえ」で答える。

Q 1.　次のもので、気分が悪くなりますか?
(ここでの気分不快とは、頭痛、思考困難、呼吸困難、脱力感、めまい、胃のむかつきなど)

タバコの煙、特定の香料、マニキュア／除去剤、エンジン排気、ガソリン、芳香剤、殺虫剤、塗料／シンナー、タール／アスファルト、クリーニング用品、新しいカーペットや家具

→ はい／いいえ

Q 2.　次のもので、体に違和感や反応が出ることがありますか?

薬剤や薬物療法（抗菌薬、麻酔薬、鎮痛剤、造影剤、ワクチン、避妊薬など)、インプラント、補綴物（義歯・人工骨頭など)、避妊具、他の医療での材料または処置

→ はい／いいえ

Q 3.　次のもので、体に違和感や反応が出ることがありますか?

小麦、トウモロコシ、卵、カフェイン、アルコール飲料、食品添加物（グルタミン酸Na、食用色素など)

→ はい／いいえ

3つとも「はい」の場合、
化学物質に対する感受性（不耐症）が高いと評価され、
1つ以上「はい」があればQEESIを行うことが推奨される

「QEESI」「BREESI©」のいずれも、自分はもしかしたら化学物質過敏症ではないかと疑問に感じたらトライしてみてはいかがでしょうか。ただし、自己評価で済ませてしまっては誤診や診断遅延のリスクにもつながりかねません。回答はコピーを取るなどして、必ず医師に伝えましょう。

腸内環境を改善する

続いて、現在臨床で患者さんにお伝えしている対策をいくつか紹介しましょう。

化学物質過敏症は、外の環境からのさまざまな刺激に対して脳が敏感に関与する「脳過敏」による疾患であることは、第2章で説明しました。

脳の場合、細胞の一部を採取することが困難であり、血液検査でも異常を検出しにくく「手を出しにくい」臓器であることは確かです。しかも脳には、簡単に異物や病原体が侵入しないようにする「血液脳関門（BBB：Blood-brain barrier）」と言われる関所のようなメカニズムがあり、厳重に守られているのです。この血液脳関門のバリア機能のため、内服や点滴で投与した薬剤も、他の臓器に比べて脳の実質には基本的に到達しにくくなっています。このようなメカニズムを持つ脳は、どうにかしたくてもなかなか手を出せず、いわば「聖域」のような場所であることが、臨床や研究の難しさを招いているのです。

そこで注目したいのが、腸という臓器の存在です。腸と脳はどう見ても無縁そうですが、「脳腸相関」といった言葉で表現されるように、とても密接な関係にあります。

例えば、緊張するとおなかが痛くなるといった症状も、脳腸相関の一例です。消化管の情報は神経系を介して大脳に伝わり、腹痛・腹部不快感とともに、抑うつや不安などの情動変化も引き起こします。これらの情動変化が副腎皮質刺激ホルモン放出因子（前出・CRF）や自律神経を介して消化管へ伝達され、さらに消化管の運動異常を悪化させることになります。*[18]

つまり、治療にあたっては、脳そのものではなく、腸から脳にアプローチすることが1つのコツになるのです。便秘症、下痢や便秘を繰り返す患者さんには、ここがより重要となるポイントです。

腸の環境を改善するには、具体的にどうしたらいいか。それは、腸の環境を悪くするものを控えることと、腸の環境を良くするものを積極的に摂取することに尽きます。

腸の環境を悪くするものを控える

すべての人の腸に対して悪さをするものなのかどうかを科学的に判断するのは難しいのですが、腸内環境にとってあまり良くないものが何であるかは分かっています。

例えば、小麦製品（パン、ピザ、パスタ、うどんなど、見た目として小麦由来の食べ物と認識できるもの）、牛乳、人工甘味料です。このように言ってしまうと、「フードファディズム(food faddism)」のように感じられる方がいらっしゃるかもしれません。フードファディズムとは、食品や栄養が健康や疾患に与える影響を過大に評価したり信じたりすることです。

ところが、実際の診療において、小麦製品そのものや牛乳を控えると、便秘や軟便といったおなかの症状が改善される患者さんがいます。小麦製品、牛乳、人工甘味料を摂取していても、何も身体的な異常が起こらない方が多いのですが、一部の人にとっては「合わない」ということがあるという現実は、いくつかのデータによって示されています。

●小麦製品の場合

なぜ一部の人にとって小麦製品は腸にあまり良くないのでしょうか。

小麦製品には、グルテニンやグリアジンといったさまざまなタンパク質が含まれていますが、消化管に対して悪さをするタンパク質としてはグルテンが注目されています。小麦製品がダメという疾患の1つに、グルテンに対して異常な免疫反応（腸の炎症）が生じる「セリアック病」があります。

また、セリアック病の基準は満たさなくても、グルテンが消化管に対して悪さをする場合もあります。これを「グルテン不耐性」といいます。血液検査でグルテンに対する特異的IgE抗体を測定しても陰性、つまり、アレルギーではないため、実際に小麦製品を除去してどう反応するかを確かめるしかありません。

ここで、少し横道にそれますが、IgE抗体とは何かについて説明しましょう。

アレルギーの原因となる食物に含まれていて、生体にアレルギー反応を引き起こす物質を「アレルゲン」といいます。このアレルゲンが体内に入ると、それを排除しようとアミノ酸配列による「抗体」が作り出されます。それが、「免疫グロブリン（Immunoglobulin

略称Ｉｇ）」と呼ばれるタンパク質の一種で、働き方によってＩｇＡ抗体、ＩｇＤ抗体、ＩｇＥ抗体、ＩｇＧ抗体、ＩｇＭ抗体の５種類に分けられます。

このうち、アレルギー症状を引き起こすのがＩｇＥ抗体で、ダニがアレルゲンであればそれにくっつくのはダニ特異的ＩｇＥ抗体、そばがアレルゲンであればそば特異的ＩｇＥ抗体と呼ばれます。

一方、患者さんからは時々、血液中のＩｇＧ抗体検査についての相談を受けることがあります。免疫グロブリンの約８割がＩｇＧ抗体で、食物アレルギーの原因食品を特定するために、施設によってはこの検査が網羅的に行われることがあります。[*19]

ＩｇＧ抗体は食物アレルギーではない人にも存在し、ＩｇＧ抗体価（レベル）は単に食物の摂取量に比例しているだけなので、検査結果が陽性だったことを根拠としてその食物を除去しても、無関係の食物まで除去してしまう恐れがあります。

そのために、日本アレルギー学会は、食物アレルギーの原因食品の診断法としてＩｇＧ抗体検査は推奨しないことを学会のホームページで発表し、私も診療の補助としては使用していません。

●牛乳の場合

次に、なぜ一部の人にとって牛乳は腸にあまり良くないのでしょうか。

牛乳には、カゼインというタンパク質や乳糖という糖分が含まれています。さらに牛乳には、水に溶けにくい成分を溶けやすくする乳化（界面活性）作用があります。これも、牛乳のカゼインに対するアレルギーではなく「カゼイン不耐症」なので、血液検査でカゼインに対する特異的IgE抗体検査をしても陰性となります。実際に牛乳を除去してどう反応するかを確かめるしかありません。

腸の壁の結合が弱く、さまざまなタンパク質が内腔から粘膜側に通りやすくなってしまう「リーキーガット（leaky gut）症候群」という疾患があります。「リーキー」は「漏れやすい」、「ガット」は「腸」という意味で、「腸漏れ症候群」ともいわれます。下痢、便秘、腹部膨満、胸やけなどの胃腸症状を引き起こします。

この疾患の人は、牛乳の摂取でさらに粘膜透過性が上昇し、消化途中の食物のタンパク質が通過しやすくなってしまうので、特に乳化作用のあるものの摂取には注意が必要です。

また、牛乳に含まれる乳糖は、グルコースとガラクトースが結合してできた二糖類です。小腸で乳糖分解酵素により分解・吸収されてエネルギー源となる場合や、分解されずに腸内細菌によって代謝される場合があります。

乳糖は、悪い作用ばかりではありません。腸内細菌が乳糖を乳酸や酢酸に分解し、腸内が酸性になることで悪玉菌を抑えるといった作用がありますし、カルシウムやマグネシウム、鉄の吸収を高める作用もあります。

しかしながら、乳糖を分解する小腸内の酵素は年齢とともに少なくなるので、牛乳で下痢をする人の割合が増えるのですが、下痢にとどまらず、腸管内に消化されず残った乳糖が腸内細菌叢の異常を引き起こし、炎症性腸疾患に関与する場合があります。

乳糖不耐症かどうかは、乳糖を摂取して経時的に血糖値を測定することで診断は可能ですが、乳糖が腸に悪さをしているかどうかを客観的に調べる方法は確立されていません。そのため、乳糖が含まれる牛乳などの摂取を控えて、体調がどう変化するかを経過観察するしかありません。

●人工甘味料の場合

人工甘味料は、もともと自然界にはない甘味成分を化学的に合成して作ったもので、糖質ゼロやカロリーオフにするための代替甘味料として使われています。

現在日本で使用が認められているのは、サッカリン、アスパルテーム、アセスルファムK（カリウム）、スクラロース、ネオテーム、アドバンテームの6種類です。

人工甘味料は、低カロリー、血糖値が上がりにくいといったメリットもあります。その反面、発がん性のみならず腸内細菌叢の働きを妨げ、食後の血糖値を下げにくくし、糖尿病、心血管疾患、慢性腎臓病などのリスクを高めるといったデメリットにつながる可能性があるという研究結果が、学術誌『Cell』に発表されました（2022年8月19日付）。

人工甘味料という人間にとっては非栄養性の甘味料も、栄養となって一部の腸内細菌を増殖させ、腸内のバランスを崩してしまうことで慢性的な腸の炎症などにつながるというものです。*[20]

腸内細菌叢を乱す人工甘味料が使われた食品や飲料は、可能な限り控えたほうがよいでしょう。

腸の環境を良くするものを積極的に取り入れる

一方、腸の環境を悪くするものを控えるだけでなく、環境を良くするものを積極的に取り入れることも必要です。そのいくつかを紹介しましょう。

●善玉菌を摂取する

善玉菌には整腸作用があります。主に大腸にすみついて善玉菌の99・9%を占めるビフィズス菌（ビフィドバクテリウム属：*Bifidobacterium*）、主に小腸にすみついている乳酸菌（ラクトバシラス属：*Lactobacillus*）、大腸の粘膜のエネルギー源となり、腸の炎症を抑える酪酸を産生する酪酸菌（*butyrate-producing bacteria*）などが知られています。

さらには、次世代善玉菌のエースとも言われ、われわれの研究でも化学物質過敏症の患者さんに少ないことが示されているフィーカリ菌（フェカリ菌、フェカリバクテリウム属：*Faecalibacterium prausnitzii*）も注目されています。長寿の人の腸内に多く見られることから、長寿菌とも呼ばれます。

これらの善玉菌を効率良く増やすには、菌の餌となるものを摂取するのと同時に、悪玉菌が増えるのを抑える必要があります。そのためのキーワードとなるのが、「プロバイオティクス」「プレバイオティクス」「シンバイオティクス」です。

「プロバイオティクス」は、口から摂取したり体に塗布したりして健康にプラスになると考えられる生きた微生物のことで、ヨーグルト、発酵食品、サプリメント、美容製品などに含まれています。

「プレバイオティクス」は、大腸に共生する好ましい微生物の働きや増殖を選択的に促進する機能を持ち、腸内細菌叢のバランスを維持改善し、健康増進に役立つなどの要件を満たす食品成分のことです。そのうち、難消化性オリゴ糖や食物繊維の一部が、このプレバイオティクスとしての要件を満たす食品成分と認められています。

「シンバイオティクス」とは、プロバイオティクスとプレバイオティクスを組み合わせて摂取することです。

炎症性腸疾患やアレルギー疾患、慢性腎臓病などさまざまな疾患で、これら3つの効果を確かめる研究がなされていますが、確実性についてはまだまだ検証が必要な状況です。

化学物質過敏症の患者さんへの効果を確認した大規模な研究報告はなく、慢性的な便秘や下痢を認める患者さんには、複数の善玉菌製剤を服用してもらうことがあります。あくまでも、腸に悪いものは控えた上で、善玉菌を複数プラスすると効果を実感できる可能性もあります。

●運動をする

運動は、腸の蠕動《ぜんどう》運動を促し、便秘を改善するだけでなく、腸内細菌叢への影響も報告されています。蠕動運動とは、筋肉の収縮によって腸内の食物などの内容物を徐々に移行させる動きのことです。

マラソン後、マラソンランナーには乳酸を発酵する能力のあるベイロネラ属（*Veillonella*）の球菌量が増加しています。さらに、マラソンランナーの便サンプルから、ベイロネラ属の一種である「ベイロネラ・アティピカ（*Veillonella atypica*）」という菌を分離してその菌株をマウスに接種したところ、持久力がアップし、トレッドミル（ランニングマシン）を使った走行時間が増加したという研究結果があります。[*21]

また、運動によって筋肉が収縮することで、筋肉からはマイオカインという抗老化ホルモンが産生され、その一種である「SPARC（secreted protein acidic and rich in cysteine）」には大腸がんの増殖を抑制する働きが報告されています。

さらには、運動することで、マイオカインの一種である「イリシン」というホルモンが脳を刺激し、脳由来神経栄養因子（BDNF：brain-derived neurotrophic factor）が産生されて脳の健康を保ちます。

脳と腸は強く関係しているため（脳腸相関）、運動によって脳の健康を保てば腸の環境が良くなることにもつながります。化学物質過敏症の患者さんの運動習慣は往々にして低いため、日々の診療では、筋肉を維持するために適度な運動を促しています。

●睡眠を十分にとる

ヒトは、脳内の視床下部の視交叉上核という器官を主体とした機能により、24時間周期に同調して、ほぼ1日の周期で体内環境（生理現象）を積極的に変化させる機能を持っています。これを「概日《がいじつ》リズム（サーカディアン・リズム）」といいます。

最近では、腸内細菌叢がこの概日リズムを制御するだけでなく、その反対に、睡眠がヒトの腸内細菌叢を変化させることも報告されています。[*22]

睡眠不足は、コリオバクテリウム科（*Coriobacteriaceae*）やエリュシペロトリクス科（*Erysipelotrichaceae*）などの病原性を有する細菌の割合を増加させます。[*23]

腸内細菌叢が睡眠に影響するのか、睡眠が腸内細菌叢に影響するのか、相互の因果関係を研究した報告もありますが、結論としては、どちらの方向もありとされています。したがって、適切な睡眠習慣を維持することと、良好な腸内環境を維持することのいずれもが重要となります。[*24]

また、睡眠は、腸内環境改善のためだけではありません。化学物質過敏症が「脳過敏」の可能性によるものであることから、脳の休息である睡眠はとても重要です。実際に、化学物質過敏症の患者さんに睡眠障害を合併しているケースが多く見られます。

では、睡眠を医学的に改善するにはどうしたらいいのでしょうか。

これまで日本では、不眠治療にはベンゾジアゼピン系の睡眠薬が広く使われてきましたが、認知症などとの関わりや副反応、依存症の可能性が指摘され、世界的にも使用を控える流れになっています。

そうした流れの中で、最近では、オレキシン受容体拮抗薬やメラトニン受容体作動薬といった、生理的な睡眠に関わるホルモンに関連した飲み薬が使用されるようになってきました。しかしながら、いずれも「飲み薬」であることに変わりはないため、できれば控えたいと思う患者さんも多くいます。

そこで私が提案したいのが、マグネシウムの経皮摂取（皮膚からの吸収）です。睡眠とマグネシウムの関連は米国のスタンフォード大学でも研究されていて、効果を示す患者さんも多くいます。

クリームタイプ、オイルをスプレーするタイプ、入浴剤タイプが市販されています。就寝の1時間ほど前に皮膚に塗布することで体内に吸収され、神経の安定化につながり、睡眠の質の改善につながる可能性が高くなることが分かっています。マグネシウムは、経口摂取よりも皮膚からの吸収が良い患者さんが実際にいることは確かです。

日常生活での対策

日々の生活での化学物質過敏症対策は、どうしても曝露、つまり実際に曝されている物質を避ける、逃げる、触れないようにすることを基本とせざるを得ません。

しかしながら、さまざまな曝露を完全に遮断するのは困難極まりなく、現実的とは言えません。タバコの煙、香料、アルコール消毒薬、排気ガスなど、さまざまな匂いがするものが溢《あふ》れている環境で、それらを避けることは自分一人の努力だけでは如何《いかん》ともしがたい面があり、社会全体での配慮が必要になります。

以下に、生活の中での確認すべきことを紹介します。

●大丈夫な香料でも使用を控える

化学物質過敏症を早期に発症した患者さんの中に、「この化学的香料には敏感だけれども、この化学的香料は使っても大丈夫」といった理由で、大丈夫な化学的香料を好んで使っていたという人がいました。

ところが、大丈夫な化学的香料に対する曝露を続けていると、敏感な化学的香料に対しての「耐性（適応する能力）」が一時的に獲得されるという「マスキング」というメカニズムが働きます。マスキングには、「覆い隠すこと、包み込むこと」という意味があります。

同じ人に、ある種過敏な化学的香料と大丈夫な化学的香料が共存している場合、今は大丈夫な化学的香料に対して曝露を続けていると症状が悪化していき、やがては大丈夫な化学的香料に対しても過敏になってしまう、大丈夫でなくなってしまうことが起こるのです。

そのため、今は使っても大丈夫だからという理由で、新たな化学的香料を次々に上塗りしていくようなことは控えるべきでしょう。

●浴室の塩素を除去する

水道水に含まれる残留塩素は、殺菌して安全性を担保するという意味では欠かせないものですが、浴室内のシャワーなどで塩素の成分を吸い込むことにより、咳の症状の悪化につながっている患者さんがいます。気温差や湯気（水蒸気）自体も気道には刺激となりますので、そうした場合は塩素の除去を検討しなければなりません。

塩素を除去することでカビを誘発してしまうなど水質には気を配る必要がありますが、入浴時に咳が出る場合は、塩素を除去するシャワーヘッドを試してみる価値があります。主に、活性炭、ビタミンC、亜硫酸カルシウムのいずれかのフィルターが組み込まれ、効果を発揮しています。実際に使ってみて、咳の症状が改善した患者さんもいます。

●複数の市販薬を使っていないかを確認

日本では、医師の処方箋がなくても、症状に応じてさまざまな市販薬をドラッグストアで手に入れることができます。その中で特に、頭痛に対して市販の解熱鎮痛剤を内服していないかどうか、胃酸を抑える薬を服用していないかどうかを確認する必要があります。なぜなら、いずれの薬も、消化管の粘膜の透過性や食べ物の消化吸収に変化を与える可能性が指摘されているからです。

医師であれば自分の病院で処方されている薬は把握しやすいのですが、市販薬まではなかなか及びません。そこで、非ステロイド性の解熱鎮痛剤（NSAIDs）や胃腸薬の使用は控えて、頭痛や消化器症状の原因をきちんと突き止めることが重要です。

歯の治療に使った金属を除去する

明確な科学的根拠に乏しいのですが、歯の治療に使った金属（歯科金属）を除去したところ化学物質過敏症が改善したという例があります。

歯科金属は、口腔内の「扁平苔癬《へんぺいたいせん》」や、手足の皮膚の「掌蹠膿疱症《しょうせきのうほうしょう》」という疾患と関連していると言われていますが、化学物質過敏症の患者さんで金属アレルギーがあれば、なおさら除去が必要です。扁平苔癬は、頬の粘膜や舌、歯茎に白い角化状の病変があらわれる疾患、掌蹠膿疱症は手のひらや足の裏に水ぶくれや水疱に膿《うみ》が入ってできた膿疱が繰り返しできる疾患です。

金属アレルギーがなくても、アマルガム（歯科用水銀アマルガム）除去といった金属除去を行い、素材を変更することで過敏症状が改善することがあります。アマルガムは、虫歯治療の充塡などに使われる歯科材料で、水銀50％、銀35％、錫《すず》9％、銅6％、少量の亜鉛などの粉を混ぜ合わせた合金です。

歯科治療では、さらにもう1つ大きなハードルがあります。歯科医院独特のあの匂いと、処置に使う薬剤や材料をどうするかという問題です。患者さんにとってどの材料が合うのか、事前に客観的に調べる方法が確立されておらず、治療してみたが合わないといったケースがあります。

また、化学物質過敏症の患者さんは、鼻呼吸より口呼吸の人が多いことが分かっています。匂いに敏感なために鼻呼吸ができず口呼吸になってしまったのか、あるいは化学物質過敏症になる以前から口呼吸であったのかは明らかにされていませんが、口呼吸をしている人には虫歯が多くあります。すぐにでも歯科治療が必要なのにもかかわらず、歯科材料の匂いといった歯科特有の理由によってなかなか受診できず、口腔内の環境をますます悪くしてしまいます。

口腔内の細菌叢は腸の細菌叢にも関連していて、結果、腸内細菌叢の異常を引き起こし、それが脳腸相関によって脳にも悪影響を及ぼす可能性も否めません。

こうしたことから、化学物質過敏症の治療には、歯科医師の協力も不可欠なのです。

合併症の治療で生活の質が向上

化学物質過敏症に対して科学的に確立された治療法は世界的にまだ存在しませんが、合併症への適切な介入によって、化学物質過敏症の症状悪化を予防したり改善が得られたりするケースがあることは、第3章で触れました。

例えば、化学物質過敏症が疑われる患者さんに、起立性の頭痛や視覚障害が見られる時には、脳神経外科などで脳脊髄液漏出症による脳脊髄液の漏れがないかを確認します。もし、漏れがあれば、ブラッドパッチやフィブリンパッチといった治療を受けることで、化学物質過敏症の症状までもが軽減した患者さんがいます。

ブラッドパッチは硬膜外血液パッチ（硬膜外自己血パッチ、硬膜外自家血注入療法）とも言われ、脳脊髄液が漏れているあたりに、採取した自分の血液を注入して「かさぶた」を作り、漏れている穴を閉じる治療法です。フィブリンパッチは、血液中のフィブリンという血液の凝固に関わるタンパク質を硬膜外に注入して、脳脊髄液の漏れを止める治療法です。

全身性の疼痛が見られる時には、線維筋痛症の有無を確認します。過剰に興奮した神経を鎮めたり、神経が障害されることで引き起こされる痛みを緩和したりする医薬品プレガバリンを内服することで、全身性の疼痛のみならず、嗅覚の過敏度も改善することがあります。[*25]

疲労感の強い患者さんには、筋痛性脳脊髄炎／慢性疲労症候群の有無を確認します。筋痛性脳脊髄炎／慢性疲労症候群そのものに対する保険適用の治療法はないものの、過敏性腸症候群の合併や薬剤過敏が認められれば、それに対して適切な治療をすると生活の質が向上する場合があります。

これまで繰り返し述べていますが、「これさえあれば」「これさえすれば」化学物質過敏症の症状はみるみる改善するといった、科学的に裏付けされた治療法はまだありません。しかし、それはあくまでも「現段階において」という但し書きがつきます。

今でも効果が認められる有力な治療法や対策はありますし、世界中の医師が日々研究や臨床を積み重ねていて、やがては化学物質過敏症の特効薬といったものが誕生する可能性も十分に考えられます。それがいつになるかは断言できませんが、われわれは決して手をこまねいているわけではありません。

第5章　診療現場の現状と問題点

どの診療科を受診したらいいか迷う

化学物質過敏症ではないかと疑い外来診療を受診するにあたっては、さまざまな問題がつきまといます。その理由は、化学物質過敏症の客観的診断基準と科学的根拠に基づいた治療法が確立されていないことがすべてといっても過言ではないでしょう。もしも治療法が確立されていれば、患者さん自身も医師も困るような事態にはならないわけで、現実はそうではない以上、化学物質過敏症を診療する医師の責任はとても大きいものがあります。

化学物質過敏症の診療現場で生じているさまざまな問題とは何かを整理します。

まずは、嗅覚過敏や、化学物質への曝露によって咳嗽、頭痛、皮膚炎といった症状がある時、いったいどの診療科を受診したらいいのか判断に迷ってしまうという問題です。「化学物質に過敏なのだから、アレルギー科がいいのではないか」と考えてしまいがちですが、ひと口にアレルギー科といっても日本では、呼吸器内科が主体のもの、皮膚科が主体のもの、耳鼻咽喉科が主体のもの、眼科が主体のものの、大きく4つに分かれています。

アレルギー科医なら誰でも、主体を越えてすべてのアレルギー症状の診療ができるというわけではないのです。

さらには、先述したように「過敏症は、厳密にはアレルギー疾患ではない」というのであれば、「そもそもアレルギー科医は過敏症を診ることはできない。なので、はじめから診ることを拒否してしまっている」と思っている患者さんがいても不思議ではありません。こうなるとますます、どの診療科を受診したらいいのか分からなくなってしまいます。

では、どうしたらいいのでしょうか。迷った時には、いくつかの症状がある中で一番きつい、辛《つら》い、困っている症状を優先して、その治療のための診療科を選ぶという方法があります。しかし、それでもまだ問題はすっきりしません。

例えば、一番きついのは咳の症状だとして呼吸器内科を受診したとします。しかし、実際には化学物質過敏症による症状であるにもかかわらず喘息だと診断され、喘息の薬が効かないと分かるとさらには重症喘息だと診断されて内服ステロイドを処方されるといった無用の治療を施される可能性があります。

一番きつい症状が頭痛ということで脳神経内科や頭痛外来を受診しても、これまでに処方された薬の量が膨大で、「これほど多くの薬でも効かないようでは手の施しようがない」と門前払いされることもあります。

何とか診療を受けられたとしても「気のせいだ」と言われ、患者さん自身が疲弊してしまい、次々と他の受診先を探す行動を繰り返す、いわゆる「ドクターショッピング」につながりかねません。

ドクターショッピングは、患者さんにとってより良い診療が受けられる機会を探れるというメリットがある一方で、それまで継続してきた診療が中断し、検査をはじめからやり直したり、主治医が誰なのかが分からなくなったりといったデメリットがあります。

1人の専門医では完結しない

診療にかかる時間も問題です。化学物質過敏症が疑われる患者さんの診療には、初診時は少なくとも1時間、再診でも30分かかってしまうことがよくあります。できるだけ患者さんの訴えを聞きたいし、患者さんに対し適切な診断と治療をしたいというのは多くの医師の素直な気持ちであると、私自身は周囲の医師と接していていつも思います。

「2時間待って3分診療」といった日本の診療習慣は是正すべきですが、医師側にも事情があります。実際、一日の診療時間は限られています。そうした中で、化学物質過敏症の患者さんだけでなく他の疾患の患者さんも診療しなければいけないため、「いつ終わるか分からない診療」を繰り返すことは難しいのです。診療に時間がかかった場合、指導料や加算料といった診療報酬の上乗せが可能な疾患も多くありますが、化学物質過敏症の保険診療では、そうした上乗せは認められていません。

医療ではお金の問題を最優先にはできませんが、完全に無償の慈善事業ではありません。化学物質過敏症を長時間かけて保険診療したとしても、下世話な言い方をすればまったく儲《もう》からないのです。化学物質過敏症の患者さんに寄り添う気持ちがいくらあっても、他の医療機関に対して声高に「もっと化学物質過敏症の診療を、時間をかけて行うべきだ」と訴えることはできません。

保険診療ではなく、診療費を独自に設定できる自由診療で化学物質過敏症の診療を行っている診療所（クリニック）もありますが、それでは多くの患者さんに医療を提供できず、長期にわたるかなりの費用負担を強いることになってしまいます。

さらに、1人の専門医で診療が完結するならば、その医師だけの事情や信念でどうにかなるかもしれませんが、症状が多岐にわたる化学物質過敏症の場合はそうはいきません。さまざまな分野の専門医たちと、「コメディカル」と呼ばれるスタッフを加えたチーム医療がどうしても必要なのです。コメディカルに属する職種には、看護師、保健師、助産師、薬剤師をはじめとして、理学療法士、作業療法士、言語聴覚士、管理栄養士、臨床検査技師、臨床心理士、診療放射線技師などがいて、こうした方々との協働が求められるのです。

繰り返しにはなりますが、客観的な診断基準と科学的根拠に基づいた治療法が確立されていないことが、このように現場での化学物質過敏症の診療をさらに難しいものにしているのです。

アレルギー科を受診する時の注意点

これまで「化学物質過敏症はアレルギー疾患ではない」と述べてきたものの、化学物質過敏症の患者さんがアレルギー疾患を合併することはよくあります。そのため、いったいどこまでがアレルギー反応で、どこからが化学物質過敏症の症状なのかを鑑別するのは、とても重要です。その意味で、化学物質過敏症の症状が出た時に、まずアレルギー科を受診するという判断は適切であると考えられます。

そこでポイントとなるのは、アレルギー科を標榜《ひょうぼう》する医師が、呼吸器内科をベースにしているのか、皮膚科をベースにしているのか、眼科をベースにしているのか、小児科をベースにしているのか、という点です。

「トータル・アラジスト（total allergist）」といわれる、ベースとなる垣根を越えて横断的に診療できる究極のアレルギー科医が、「すべてのアレルギーを診ますよ」という返事をくれればとても心強いのですが、その数は多くありません。咳の症状を、皮膚科や眼科をベースにしているアレルギー科医に診てもらうのは、お互いに心をすり減らすことになりかねません。まずは、どういう症状が主なのかを踏まえてアレルギー科医を選ぶことが求められます。

ここで注意したいのが、食物へのアレルギーがある場合です。小児科医をベースにしたアレルギー科医に比べて、呼吸器内科、眼科、皮膚科をベースにしたアレルギー科医は食物アレルギーの診療に慣れていないことが多いので、あらかじめ食物アレルギーの診療を行っているかを確認しておくことも大切です。

あくまでもアレルギー科医において、まずは「アレルギーなのか、アレルギーではないのか（過敏症なのか）」の診断を受けることが根本です。これは、急激で重篤なアレルギー反応であるアナフィラキシーを起こすのか起こさないのかの診断につながり、生命のリスクの観点から重要だからです。化学物質過敏症では、「アナフィラキシー様反応」を呈することはあっても、一般的なアナフィラキシーを起こすことはありません。

また、アレルギーかアレルギーでないかは、投薬によっても分かります。皮膚症状に対する抗ヒスタミン薬や、咳（気管支喘息）に対する吸入ステロイドといったアレルギーに対する薬が効きにくい場合には、アレルギーではなく化学物質過敏症と診断する根拠にもなります。

一般的に、食物アレルギーや薬剤アレルギーが疑われる時には、問診や血液検査によって診断がつくこともありますが、診断がつかない場合は「負荷試験」を行います。負荷試験とは、アレルギーが疑われる食品や薬剤を1回、または複数回に分けて少量ずつ摂取・

服用し、実際に症状が出るかどうかを確認するための重要な検査です。負荷試験によって診断が確定したり、安全に摂取できることが可能な量や幅を決定したり、耐性が獲得できているかが分かります。

ところが、化学物質過敏症の場合は、生理食塩水やとうもろこしデンプンといった「偽薬（プラセボ）」でも症状が出ることがあり、負荷試験で何か症状が出たとしても、本当にその食べ物や薬剤が原因なのかの確証が持てません。そのうえ、薬剤の負荷試験によって体調が悪化することもありうるので十分に注意しなければなりません。

ただし、負荷試験によって偽薬でも症状が誘発された場合は、「食べ物や薬剤が直接的に悪さをしたわけではない」という理解につながります。その後の摂取可能な食事の量や幅、安全に使用できる薬剤の幅が広がるメリットもあり、脳の認識をコントロールする認知行動療法のきっかけになることもあります。

アレルギー科以外を受診する時の注意点

化学物質過敏症の患者さんはアレルギー疾患を合併することが多いため、症状が出たらアレルギー科医を受診するのは適切であるとすでに述べました。しかし、事情によってアレルギー科医以外の診療科を受診する時はどのような注意が必要でしょうか。診療科ごとに説明していきましょう。

●脳神経内科・頭痛外来の場合

化学物質過敏症の症状として多いものの1つが、頭痛です。そのために、脳神経内科・頭痛外来を受診することになります。

そこではまず、頭痛が化学物質過敏症単独に由来するものなのか、先述したように、合併することが多い片頭痛や脳脊髄液漏出症に伴うものなのかを判断してもらう必要があります。特に片頭痛には光過敏や音過敏を伴うことがあり、このような感覚過敏は化学物質過敏症でも認められる症状でもあるからです。

片頭痛には、発作時の薬や予防薬が開発されているため、薬による適切な治療や予防が可能です（67〜72ページ）。化学物質過敏症そのものへの特効薬がないからこそ、合併する疾患への適切な診断、治療の重要性がさらに増すわけです。

脳脊髄液漏出症については、『脳脊髄液漏出症診療指針』[*26]がありますが、どこの病院でも診断、治療ができるという環境にはまだなく、脳神経外科医が比較的多く関わっている領域です。受診候補先での診療が可能かどうか、あらかじめ確認しておくとよいでしょう。

もちろん、片頭痛や脳脊髄液漏出症以外に、緊張型頭痛、三叉神経・自律神経性頭痛、頭頸部《とうけいぶ》血管障害による頭痛なども含め、頭痛全般の診断を受けることも重要です。

●眼科の場合

化学物質過敏症の患者さんに眼の症状が出た場合には、シェーグレン症候群に由来するものなのか、脳脊髄液漏出症に由来するものなのか、あるいは別の疾患に由来するものかを適切に判断しなければなりません。

なぜなら、シェーグレン症候群は、全身性の臓器病変を伴う自己免疫疾患で、眼の乾燥（ドライアイ）、口腔乾燥（ドライマウス）、鼻腔の乾燥、光過敏、薬剤過敏などの症状があらわれます。また、脳脊髄液漏出症では、眼のぼやけ、眼振、動眼神経麻痺《まひ》（瞳孔散大、眼瞼《がんけん》下垂）、複視、光過敏、視野障害があらわれるなど、いずれの場合も眼の症状が出ることがあるからです。

●皮膚科の場合

化学物質過敏症の患者さんは、手湿疹（がさがさ、ゴワゴワ、かゆみなど）や汗疱《かんぽう》（手のひらや足の裏などに2～5㎜ほどの小さい水ぶくれや皮むけが突然生じる）といったかたちで、皮膚の荒れが生じることがよくあります。さらに、手荒れによって壊れた皮膚がさまざまなアレルゲン（アレルギーの原因物質）に接触することでアレルギー性皮膚炎にもなります。

一般的なステロイド軟膏では治療に苦労することも多く、悪化する場合もありますから、手荒れは保湿剤などで積極的に治療しなければなりません。保湿剤を塗った箇所を防水効果のある市販の亜麻仁油紙《あまにゆし》でラッピングすると、薬が浸透しやすくなる場合があります。牧瀬クリニック（大阪市）の牧瀬忠廣院長に教えていただいた方法です。

食器用洗剤、洗濯用洗剤、歯磨き粉、シャンプーなど多くの洗浄剤やパーソナルケア製品、さらには加工食品などには界面活性剤が含まれています。親水性（水に溶けやすい部分）の頭部と、疎水性（水に溶けにくく油に溶けやすい部分）の尾部を持つ界面活性剤の中で、最も多く使われているのが、ドデシル硫酸ナトリウム（SDS／別名・ラウリル硫酸ナトリウム［SLS］）とドデシルベンゼンスルホン酸ナトリウム（SDBS）です。

このSDSとSDBSは、気道（気管支）や皮膚の表面のバリアを破壊することが分かっています。そのため、米国のドイル博士らは、同様のメカニズムが食べ物の通り道である食道にも起きるのではないかと考え、「好酸球性食道炎」という病気にSDSやSDBSが関わっているのではないかと報告しています。[*27]

好酸球性食道炎は、好酸球というアレルギー反応にも関与する血液中の細胞が、食道に多く集まって慢性的な炎症を生じさせる疾患です。子供から大人まで広く認められ、食道の動きが悪くなり、飲み込んだものが通りにくくなったり、つかえたりする感じ、胸やけ、胸の痛みなどの症状を引き起こします。

SDSやSDBSによって洗浄効果が高まり、含まれる洗浄剤の使い勝手が良くなり節水にも効果があるのは確かです。しかし、これらが本来、外からの異物の侵入を防御するはずの気道、皮膚、食道に作用すると、防御機構が破壊されてしまうという負の側面があることも留意しておく必要があります。

他にも、特定の金属に触れることで皮膚や粘膜に炎症を起こす金属アレルギー（接触皮膚炎）を起こしている場合があります。テストを受けて金属アレルギーが診断されたら、原因となる金属や日用品への接触は避け、皮膚の炎症を抑えるステロイド軟膏や内服薬、かゆみを抑える抗ヒスタミン薬などを使って治療します。

新型コロナウイルス感染症のパンデミックで、アルコールを使った消毒液や除菌シートが多用されてきましたが、アルコールに触れることでかゆみを感じたり、発疹が出たりする人も少なくありません。いわゆるアルコール過敏症によるものなので、日常生活では気に留めておかなければいけません。

●耳鼻科の場合

めまいの主な原因は、一般的に内耳性・小脳性・脊髄性の3つですが、化学物質過敏症の患者さんに出るめまいは、内耳性か、脳脊髄液漏出症に伴うものが多いようです。めまいを改善することで、化学物質過敏症の症状も改善されることが報告されていますので、耳鼻科か、めまい専門外来の受診は良い判断かもしれません。

化学物質過敏症の患者さんには、聴覚過敏の人もいます。五感から受け取る刺激を過剰に感じてしまう感覚過敏の1つで、大きな音、他の人が気にしないような特定の音に過敏に反応したり不安になったりするために、テレビをかなり小さい音で見ていたり、外出もままならないという人もいるほどです。

耳鼻科というと、耳の聴こえが悪い難聴で受診するケースがほとんどですが、化学物質過敏症の患者さんは「音に敏感すぎる」ということもあるので、聴覚過敏かどうかの確認は必要です。

さまざまな診療科との分業が不可避

化学物質過敏症の疑いがある患者さんが初めて医師の診療を受ける窓口は、現状では、アレルギーに精通したアレルギー科医であることはすでに触れました。

しかしながら、化学物質過敏症の症状は多岐にわたります。化学物質過敏症を診るアレルギー科医の数は少なく、患者さんにしてみれば、関節痛や筋肉痛を訴える時には整形外科、めまいを訴える時には脳神経内科や耳鼻科といったように、まずは最も重い症状を最優先に、アレルギー科以外の専門の外来を受診せざるを得ないのはむしろ当然のことです。

ここで、ある問題が生じます。

アレルギーの診療をしていない医師にとって、化学物質過敏症は不慣れな疾患です。科学的根拠に基づいた確立した治療法がないことから、誤診や、確定診断を行わないまま長い間放置してしまう診断遅延、場合によってはお手上げの状態、診療拒否（通院の終了）につながりかねません。患者さんの辛い状況は十分に承知していて、何とかしたいという気持ちでいっぱいですが、患者さんが訴える膨大な症状に圧倒され、どうしたらよいのか、どこまで診療したらよいのか戸惑ってしまっているわけです。

一方で、アレルギー科の医師にとっても、専門とするアレルギー以外の症状に対する踏み込んだ診断は難しいものがあります。

こうした問題を解決するために重要になってくるのが、アレルギー科と他の診療科との専門性を生かした分業、連携です。

他科の医師には、化学物質過敏症とは考えにくい疾患は隠れていないか、その科の専門的な立場からどこかに異常はないかを診てもらいます。例えば、狭心症、神経筋疾患、膠原病、血液疾患など化学物質過敏症以外の疾患の有無が確認されれば、アレルギー科医はそれらの疾患による症状を除外して診断にあたることができるわけです。

この時、患者さんの基本情報、症状、治療や投薬状況などを記載した紹介状を作成してお互いに活用すれば、診断はよりスムーズに進むでしょう。患者さんがアレルギー科医と他科の板挟みになり、診療が進まなくなってしまうと、誰も幸せになれません。アレルギー科医と他科の医師がそれぞれの専門性を生かした診療の分業、連携を行うことで、患者さんを加えた三者がストレスなく診療を続けられるようにしなければなりません。

救急搬送時の薬剤投与にどう対応するか

夜間休日の突然の腹痛、めまい、咳嗽、意識障害といった化学物質過敏症の症状で、救急外来を受診せざるを得ない場合があります。化学物質過敏症で定期的に通院している病院が救急時に患者さんを受け入れてくれるのが望ましいのですが、それができなければ初診というかたちにならざるを得ません。「ウチでは、化学物質過敏症の患者さんを診療できる医師がいない」といった理由で受け入れ拒否にあう可能性もあり、これは深刻な問題と言わざるを得ません。

患者さん側からすれば、「せめて、緊急性の高い疾患があるかないかだけでも調べてほしい」「今のこの苦痛を何とか和らげてほしい」と願うのは当然で、それらに対処するだけでも、患者さんには十分に貢献できると考えられます。

ただ、救急搬送時に最も気になるのは、薬剤投与の問題です。苦痛を和らげるために薬剤を投与したくても、初診では安全に使用できる薬剤がはっきりしないことから、そのまま何もせずに経過を見ているだけというケースもあります。

患者さんの中に、それまでにさまざまな医療機関で処方された膨大な薬剤名を書き記した薬剤リストをいつも持ち歩いている方がいました。簡単なメモではなくパソコンで入力したもので、A4サイズにまとめてあるのです。このようなリストがあると、「これは安全」と自信をもって薬を処方できるメリットもありますが、「こんなにダメな薬が多いのなら治療はできない」と逆効果になってしまうことがあります。

そこで、苦痛を和らげるためにどうしても薬剤の投与が必要な場合には、少量から処方するのがポイントになります。

薬剤によっては、錠剤を砕いて粉にしたり、カプセルを開けて中の薬剤を取り出して（脱カプセル）用量を調節したりできない場合があります。抗菌薬は、少量を飲んだだけで耐性菌を誘導してしまい、中途半端な投薬によりその薬が効かなくなる薬剤耐性（薬剤抵抗性）が生じることもあります。

薬剤を投与する場合は、こうした懸念を踏まえた上で、まずは、通常1回分の量の10分の1程度の用量からスタートして、4分の1の量を目安に漸増していく方法が求められます。薬を使いすぎないこと、少量から始めて継続した使用ができるようにすることが、薬剤による過敏反応を抑えたり回避したりすることにつながります。

手術時の薬剤投与にどう対応するか

さらに、化学物質過敏症の患者さんにとって診療上問題になるのが、特に全身麻酔による手術時の薬剤選択です。普段の治療に増して多くの薬剤が使われ、通常とは異なる薬剤を投与したらどうなるのかといった不安もさらに強まります。周術期（手術前から手術後の一連の期間）には、劇薬や麻薬の指定を受けている薬剤も多く使われます。

一般的な薬剤アレルギーであれば、安全性の確認のために手術前に薬剤誘発試験を行うのが有効ですが、化学物質過敏症では症状が悪化したり、プラセボによっても症状が誘発されたりすることがあり、医師にはさらなる経験が求められます。

こうした理由から、化学物質過敏症の患者さんの場合は薬剤誘発試験を回避するのが原則です。どうしても安全を確認したい時には、患者さんに入院していただいてこの試験を行うことになります。

海外からは、「化学物質過敏症患者さんへの周術期に用いる薬剤投与では、何らかの症状の訴えはあるが、致死的な反応はなく、比較的安全に使用できる」といった報告がなされています。*28

そのため、薬剤負荷試験を行うことなく、薬剤の使用量はできるだけ少なくするようにして手術に臨むケースも見られます。

これまでに出た薬剤反応のうち、どの薬剤がアナフィラキシーを起こすI型アレルギー反応なのか、どの薬剤が化学物質過敏症の反応だったのかを診断する必要があり、アレルギー科医の役割は重要となってきます。

病院やクリニックなど診療環境をどう整備するか

病院やクリニックなどの建物内は、独特の匂いがするものです。消毒薬の匂いや、新築であれば使われている新建材や設置された机や椅子、カーペットの匂いなどが漂います。それればかりではなく、多くの患者さんが、病院内にご自身の匂いを持ち込みます。香水や化粧品の匂いであったり、タバコの匂いであったり、最近では、洗濯に使われた高残香型洗剤の匂いが、患者さんが診察室を出た後にも残っていることがよくあります。

病院によっては、「フレグランスフリーポリシー（香水類の使用禁止）」を導入することも可能ですが、使われる建材や調度品の匂いまで厳格に制限するのは困難です。

実際に、匂いの偶然の曝露によって病院内で体調を悪化させてしまった患者さんもいましたが、来院されるすべての患者さんや家族に対して、どのレベルの匂いまで配慮するのか、その基準は簡単に決められるものではありません。

限られた医療資源（スペース、人、物）の活用という側面から、診療環境を整備するにはいくつものハードルがあります。公立の病院でも独立採算を求められる昨今、保険点数に基づく診療報酬の少ない化学物質過敏症の診療に多くの医療資源を注ぐことは困難です。

また、これまでに、シックハウスの問題から環境過敏症外来を設置した施設もありましたが、その多くは閉鎖されています。

すべての患者さんに配慮することが医療の基本であることは言うまでもなく、診療環境の整備を継続して全国展開するにあたり、今あるハードルをそのままにしておいていいというわけではありません。

例えば、化学物質過敏症の患者さん専用の診療ブースや専用の導線を設ける、この疾患に対する認知度を高めて診療報酬の改善を行政に求めるなど、アレルギー科医が中心となって研究や診療をさらに進め、携わる医師や医療機関の数を増やしていくように努めなければなりません。

受診できる歯科医をどう増やすか

先述したように、化学物質過敏症の患者さんには、虫歯（齲歯《うし》、齲蝕《うしょく》）の率が高いようです。嗅覚過敏によって口呼吸になるために虫歯が増えるのか、口腔内常在菌叢の変化から虫歯が増えるのか、食習慣が原因で虫歯が増えるのか、いずれも解明はされていませんが、虫歯が多いのは事実です。

虫歯の治療のために歯科医を受診するにあたって、問題となるのが診療時の匂いです。実際に治療が施された口腔内の歯科材料の匂いや歯科医院内に漂う匂いによって、化学物質過敏症の症状が悪化したという患者さんもいます。

匂いの主な原因は、かぶせ物や詰め物を装着する時の歯科用セメントに含まれるユージノールという成分と言われています。ユージノールは一般的にはオイゲノールと言われ、香辛料のクローブ（丁子）の匂い成分です。他にも、消毒用のアルコールや塩素の匂いなどが混ざり合って院内に漂い、独特の匂いを生んでいるのでしょう。

患者さんは、治療してもらう歯科医に、化学物質過敏症の疑いがあることを事前に伝えることはできるでしょう。歯科医の側も、患者さんが受診する時に窓を開けて換気を励行する、空気清浄機を導入するなどの対応ができるはずです。

もう1つ、歯の詰め物など永続的に使用する材料の選択という問題があります。例えば、保険が適用される歯科用プラスチック（コンポジットレジン）や、保険適用はされないが寿命が長いセラミックを使って、金属アレルギーの患者さんに対応できるという歯科医院が増えています。

今後、化学物質過敏症の患者さんに対応できる歯科医院をどのように増やしていくかも重要な課題です。

切実な生活環境の整備

医療の問題からは少し離れますが、化学物質過敏症の診療中によく相談を受けるのが、患者さんの住まいや生活環境の問題です。

壁や床などの建材、家具、日用品などから出るホルムアルデヒドなどの化学物質や、室内に充満したハウスダスト、カビ、ダニなどを吸い込んだり肌に触れたりすることで、さまざまな症状を引き起こすのがシックハウス症候群です。シックハウス対策については、2003（平成15）年7月に建築基準法、建築基準法施行令が施行されたことで、建築業者を含め企業や行政側も、その対応には比較的慣れてはいます。

しかし、化学物質過敏症の訴えとなると、排水口や換気口、床下などのダンプネス（湿気）など、シックハウス症候群に比べて原因や要因はより多岐にわたり、対応をさらに難しくしています。

　さらに、自宅に限らず、自宅周辺の生活環境にまで原因が及ぶと、取り組みはそうたやすくありません。例えば、隣家に干された洗濯物や換気扇から流れ込んでくる柔軟剤の香料の匂いにも、化学物質過敏症の患者さんは敏感なのです。いわゆる「香害」です。

　柔軟剤を使わないでほしいと隣人にお願いするわけにもいかず、窓を閉め切るか、それでも避けられなければ車内で一時的に過ごしたり、最終的に転居まで考えたりする患者さんもいるほどです。仮に転居できたとしても、転居先でまた同じような問題が生じる可能性もあり、生活環境の整備はかなり切実です。

　解決には、化学物質過敏症に配慮した住宅の建設、強い香料を使わない製品の製造といった企業の協力、近隣生活に配慮した地域コミュニティづくりなど、総合的な対策が求められます。

ガイドラインの作成がすべて

何よりも、化学物質過敏症の患者さんの「敏感さ」を低減できれば、解決する部分はかなり大きいと言えるでしょう。それには、科学的根拠のある病態の解明を進め、診断法や治療法を積み上げ、ガイドライン（診療の手引き）を作成することが、医学的にはすべてであると考えます。

科学的な診療法が普及すれば、化学物質過敏症に対する認知度が高まるのみならず、この疾患を診療する医師が増え、患者さんが受診先を求めてさまようドクターショッピングを減らすことができます。医療従事者を含めた社会の理解も深まっていくことでしょう。その意味でも、医学が果たすべき責任の大きさを痛感しています。

一般的に、ある疾患を診療する医師の数と、その分野の研究者の数は比例します。化学物質過敏症を診療する医師が増えれば研究者も増え、この疾患に対する研究も進みます。

化学物質過敏症は、血液検査や画像検査での客観的な指標もないのが現状で、問診が主体となり、訴える症状も多岐にわたるために診療にも長い時間を要します。長時間診療したものの医業としての収益は乏しく、また医業は完全な慈善事業ではないため、化学物質過敏症の診療業務のみで成り立たせることは現状ではかなり困難です。

化学物質過敏症を診療することで利益が得られるようにする段階以前に、「診療施設に負担を与えすぎてしまうので、化学物質過敏症の診療から手を引かざるを得なくなった」といった状況に陥ってしまうことは避けなければいけません。例えば、化学物質過敏症の診療に対する保険点数の特別加算を設けることによって、診療に携わりたいという医師の数が増えることを望むばかりです。

化学物質過敏症の根本治療薬が開発されたら、患者さんにとってかなりの救いになります。そればかりでなく、医療従事者にとってもさらに診療のしやすさが増し、診療に携わる医師の数が爆発的に増え、それがさらに研究を押し進め、好循環を生み出すことにつながります。

第6章　最新の研究事情とこれから

脳科学の視点を重視する

前章では、化学物質過敏症の診療現場で起こっているさまざまな問題をクローズアップしました。しかし、研究が進んで、化学物質過敏症の客観的な診断基準と科学的根拠に基づいた治療法が確立されれば、そのほとんどは解決・解消されるものであることは事実です。

本章では、最新の研究事情の一端と、社会としてこれから取り組むべき課題を取り上げます。

化学物質過敏症の治療や研究で重要になってくるのが脳科学の視点であることは、国際的にもコンセンサスが得られてきています。

2023（令和5）年、米国アレルギー界で権威のある米国アレルギー喘息免疫学会が発行する雑誌『The Journal of Allergy and Clinical Immunology: In Practice』に、カナダのカレンE・ビンクリー博士による次のような記事が掲載されました。*[29]

それは、「化学物質過敏症の診断と管理の実践的アプローチとして、化学物質過敏症が疑われたら、その症状や管理に詳しい精神科医や心療内科などのメンタルヘルス専門家に紹介することが望ましい」というものでした。

日本よりも古くから化学物質過敏症の認知度が高く、この疾患に精通している米国やカナダで、このような報告が掲載されたことは熟考に値します。なぜなら、化学物質過敏症は決して「気のせい」ではなく脳が関与する疾患であり、脳科学の視点が重要であることを示しているからです。

実際に、健康に害を及ぼす化学物質は存在し、また疾患名にひきずられて化学物質に対しての意識が過剰に働くことが確かにあります。刷り込み現象のように化学物質による不定愁訴、つまり漠然とした体調不良などの訴えが広がってしまうわけです。

したがって、免疫学やアレルギー学の視点だけではなく、脳科学の視点も決して見逃すことはできません。

しかし、ここで大きな壁となっているのが、脳に対して「侵襲《しんしゅう》的な検査」をすることが難しいという点です。侵襲とは、生体の内部環境に対して恒常性を乱すような刺激や行為全般を加えることで、注射、投薬、手術など、患者さんにとって痛みや苦痛を伴う医療行為全般を指します。

脳の環境をコントロールするのは、脳の周囲を循環するリンパ液状の髄液です。検査や研究によってこの髄液を分析することは重要ですが、髄液を採取することで脳脊髄液漏出症を招くなど、化学物質過敏症を悪化させてしまうリスクがあります。血液脳関門（96ページ）と呼ばれる、血液中の物質が脳の中に移動するのを制限する仕組みが、研究の大きな壁となっているのです。

最近では、血液検査で脳・神経由来の物質（脳由来神経栄養因子やニューロフィラメント軽鎖など）を微量でも検出・測定する技術のみならず、脳の細胞レベルでの変化（脳の炎症細胞であるミクログリアの変化）を評価する脳画像解析の研究も着々と進んでいます。このような技術を応用して、今後さらに化学物質過敏症の病態の解明や客観的な診断ができることが期待されます。

［最新研究］腸内細菌叢の解析との関連

近年、さまざまな疾患と腸内細菌叢との関連が注目されています。細菌が定着している腸の疾患である潰瘍性大腸炎やクローン病といった「炎症性腸疾患」だけでなく、糖尿病、高血圧、がんといった、一見、腸内細菌叢とは何の関わりもなさそうな疾患とも関連しているようです。

脳の疾患とされるうつ病や多発性硬化症（自分の免疫反応によって、脳の神経の一部が攻撃され、痺《しび》れや視覚障害が起こる）などでも、腸内細菌叢との関連が世界で多く報告されているなど、あらためて腸と脳の関係、脳腸相関は重要視すべきです。

先述したように、化学物質過敏症も「脳過敏」といったキーワードで脳の関与が考えられている疾患です。渡井ら相模原病院のチームは2018（平成30）年、化学物質過敏症の患者さんと健常者の腸内細菌叢の違いを明らかにするために、腸内細菌叢のどの菌が多いのか少ないのかに着目し、30人の患者さんの便を採取して菌種の解析を行いました。

その結果、化学物質過敏症（MCS：多種化学物質過敏症）の患者さんには、次世代善玉菌と呼ばれる「フィーカリバクテリウム・プラウスニッツイ（*Faecalibacterium prausnitzii*）」という菌が少なく、「アッカーマンシア・ムシニフィラ（*Akkermansia muciniphila*）」とい

図12　健常者とMCS患者の腸内細菌叢の比較

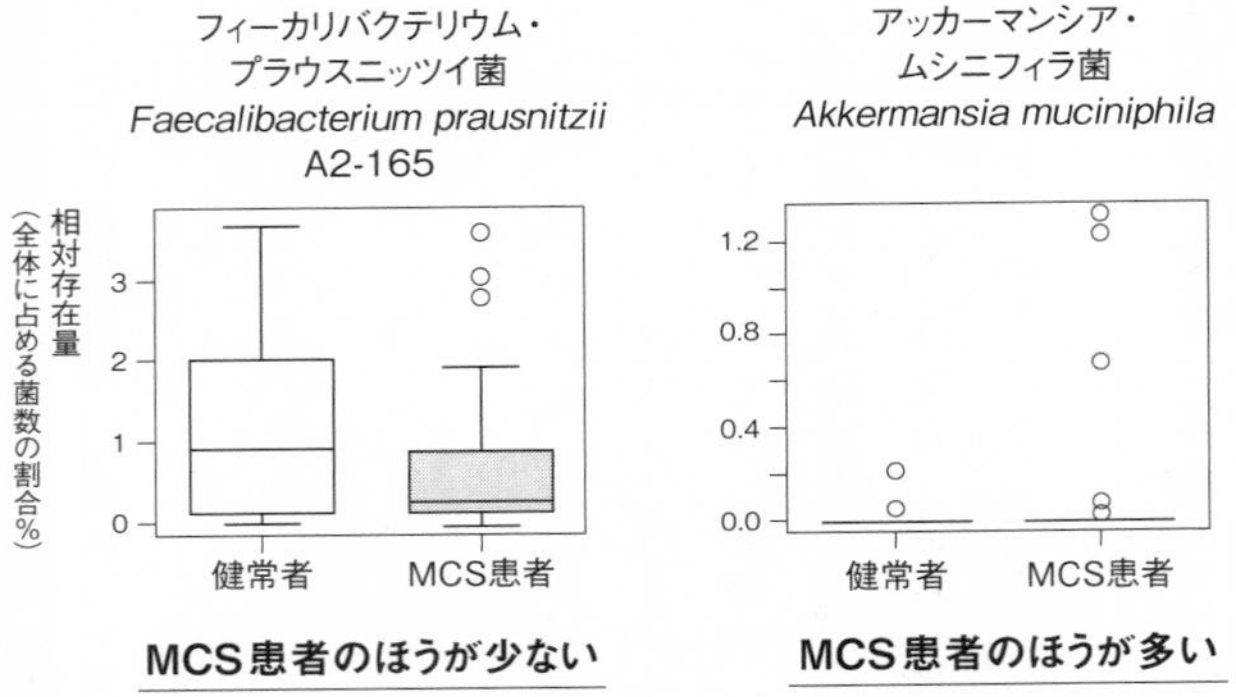

出典：Watai, et al. BMC Microbiology 24(1):84, 2024.

う菌が多いことが分かりました（図12）。

「フィーカリバクテリウム・プラウスニッツイ」には、酪酸という短鎖脂肪酸の一種を産生することで、炎症を抑え、腸の機能を健康に保つ役割があります。

脂肪酸は、油脂を構成する成分の1つで、数個から数十個の炭素が鎖のようにつながった構造をしています。そのうち炭素が6個以下と短いものが短鎖脂肪酸と呼ばれます。

腸内細菌で作られる主な短鎖脂肪酸は、酪酸、酢酸、プロピオン酸ですが、乳酸菌やビフィズス菌は、酪酸を作ることができません。

酪酸は大腸の粘膜上皮のエネルギー源となり、粘膜上皮細胞が必要とするエネルギーの大部分をまかないます。

また、腸管の内側の酸素濃度をコントロールすることで、腸内細菌叢の環境を健康に保つ機能があります。このため、化学物質過敏症の患者さんに「フィーカリバクテリウム・プラウスニッツイ」を飲み薬で投与した場合、どのような変化をもたらすかは今後の研究課題です。

一方、「アッカーマンシア・ムシニフィラ」は、食物繊維や腸管の粘膜表面に含まれるムチンを餌として、短鎖脂肪酸であるプロピオン酸や酢酸を産生します。ムチンは、糖とタンパク質が結合してできた多糖類の一種（粘液糖タンパク質）です。肥満症や糖尿病の患者さんにはこの菌が少なく、ヒトやマウスに飲み薬で投与すると改善効果が示されるなど、次世代善玉菌としても注目されています。*30

状況によっては、負の側面も報告されています。一定期間、新生児を親から分離する「母子分離」と呼ばれる動物実験でストレスを与え、脳に重大な障害が生じたラットを使ったモデルでは、ストレスの初期段階で「アッカーマンシア・ムシニフィラ」が増加し、そのことが行動障害と相関していました。*31

また、抗菌剤を経口投与した後に「アッカーマンシア・ムシニフィラ」も経口投与すると、腸管に悪影響を及ぼす可能性も報告されています。[*32]

餌としての食物繊維が不足すると、「アッカーマンシア・ムシニフィラ」は宿主（ヒト）から分泌されるムチンを摂食するようになり、その結果、粘液層と腸管バリアの機能が著しく低下する可能性もあります。[*33]

こうしたことから、「アッカーマンシア・ムシニフィラ」が多かったことは、化学物質過敏症の患者さんにとって、はたして良いことなのか悪いことなのか評価が定まらないというのが現状です。

続いて、化学物質過敏症の患者さんと健常者の菌種の解析だけでなく、腸内細菌叢の機能の解析も行いました。腸内細菌叢側で、どのような機能が亢進しているか、低下しているかを比較したものです。

その結果の一部として、腸内細菌叢でのキシレンとダイオキシンの分解経路が、いずれも化学物質過敏症の患者さんで亢進していたのです（図13）。分解経路とは、細胞膜から取り込まれた物質が最終的に分解されるまでの経路のことであり、亢進とは、物事の程度

図13　腸内細菌におけるキシレンやダイオキシンの分解経路

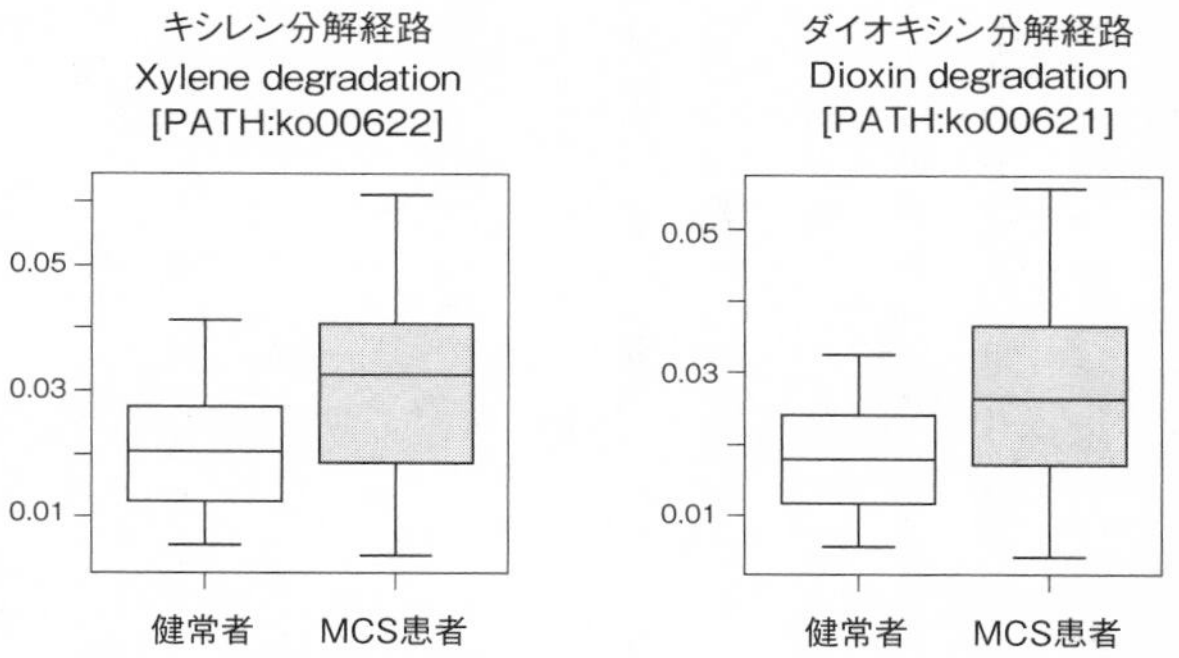

出典：Watai, et al. BMC Microbiology 24(1):84, 2024.

が高まる、活発化するという意味です。

キシレンは、油や樹脂の両方を溶かすことができる有機溶剤で、毒劇物取締法の劇物にあたります。ダイオキシンは、猛毒で強い催奇性・発がん性を持つ塩素化合物です。特に、ベンゼン、トルエン、エチルベンゼン、キシレンなどの揮発性芳香族炭化水素は毒性が強く、揮発性と水溶性によって環境中に拡散しやすいため、体内に取り込まれやすいのが特徴です。

ヒトではなくエビの腸内細菌叢の解析結果ではありますが、綿実タンパク濃縮物を給餌したバナメイエビは、魚粉を給餌したバナメイエビに比べて、エビに蓄積されていたダイオキシンとキシレンの分解経路が、有意に（偶然ではなく必然的に）少なかったという報告があります。腸内細菌叢のダイオキシンとキシレンの分解経路は、摂取した食べ物によって差が生じる可能性があることを示しています。*34

化学物質過敏症の患者さんがキシレンやダイオキシンに曝露されているのか、または感受性が高いのかどうかは明らかではありませんが、腸内細菌叢と揮発性芳香族炭化水素との関連という知見を得るには、化学物質過敏症の患者さんの食事内容をさらに調査する必要があります。

[最新研究] 脳にもあるアレルギー細胞との関わり

化学物質過敏症の病因（病気の原因）が何なのかを明らかにすることは、治療法の開発と同様に重要な課題です。これまでに、薬物代謝・中毒学説（薬物の分解能力の問題）、アレルギー説、精神神経説などさまざまな仮説が立てられてきましたが、先述の通り「脳の関与」があることは世界的にも推定されています。

日本や海外の研究では、磁気共鳴機能画像法（ｆＭＲＩ：functional magnetic resonance imaging）を用いた脳の血流評価によって、脳のどこの部位の血流が下がり機能が低下しているかが可視化されるようになりましたが、脳の細胞レベルでは、どこが異常なのかは世界的にまだ明らかにされていません。

そこで、脳の細胞レベルでどのような異常が考えられるか、あくまでも現状での仮説に基づいて説明しましょう。

一般に、脳にあるのは神経系を構成する神経細胞（ニューロン）というイメージが大きいようですが、脳にもアレルギーに関わる「マスト細胞」があります。このマスト細胞は、脳以外にも、体中の血管や神経の周囲、皮膚、肺、消化管、肝臓などにも広く存在します。細胞内にヒスタミンやプロスタグランジンなどの顆粒《かりゅう》（生理活性物質）を貯蔵し、活性化すると一斉に放出します。脱顆粒と呼ばれるこの反応によって、アレルギーの症状が引き起こされるわけです。

スギ花粉症で、鼻のマスト細胞が刺激され、脱顆粒によって鼻水が出るまでのイメージは次ページの図14に示しました。

このマスト細胞は、脳の正中隆起《せいちゅうりゅうき》という部分に多くありますが、ここには、96ページで触れた脳の血管のバリアである血液脳関門は存在しません。

図14　アレルギーの症状が引き起こされるイメージ（スギ花粉症の場合）

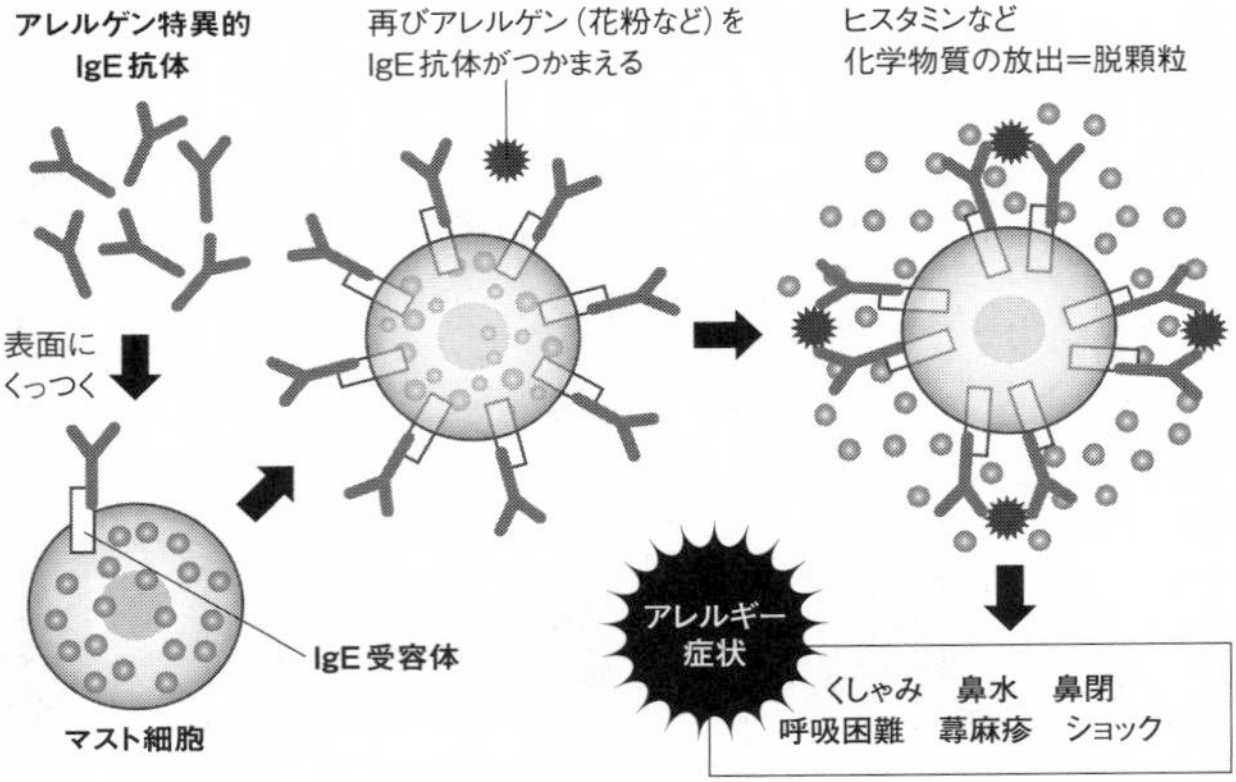

出典：https://mainichi.jp/premier/articles/20171212/med/00m/010/012000c

脳は、体の中でも特に重要な臓器であり、体の外からの悪影響をできる限り少なくする必要があります。そこで、脳と血液の間（血管の壁）を特殊な構造にして、血管内の異物が容易に脳内に侵入してこないように工夫しています。それが、血液脳関門です。

しかし、ヒトは生存競争を生き残る上で、体の外の環境をすばやく認識し、迅速に対応しなければなりません。もし、外の環境からの異物や刺激をブロックしすぎてしまうと、即座に反応したくてもそれができなくなってしまいます。そこで、脳の防御機構である血液脳関門の一部をあえてなくして、外の環境の変化や血液中の変化を直接的に感知する仕組みが発達しました。その部位が、正中隆起なのです。

正中隆起は、視床下部と下垂体をつなぐ間にある部位で、血液中の糖分の一部は、ここを介して迅速に感知されています。[*35]

さらには、視床下部で産生されたホルモンは正中隆起にまで運搬され、そこで血管中に放出されて下垂体からのホルモンの分泌を調整します（次ページ、図15）。こうして、脳の外の環境をすばやく認識するために、防御機構である血液脳関門の一部は失われました。では、例えば、正中隆起をめがけて侵入してくる寄生虫に対する防御はどうするのでしょうか。

そのために、ヒトはマスト細胞という寄生虫に対する免疫細胞を配置したのですが、生物としての適応・進化が進む中で、先進国では寄生虫が少なくなりました。その結果、先進国では、マスト細胞は寄生虫ではなくアレルギー反応に関与するようになったのです。

脳（正中隆起）のマスト細胞が、化学物質過敏症にどこまで関わっているのかは解明されていませんが、アレルギー素因がある人に化学物質過敏症が発症しやすいという関係を

図15　正中隆起の働き

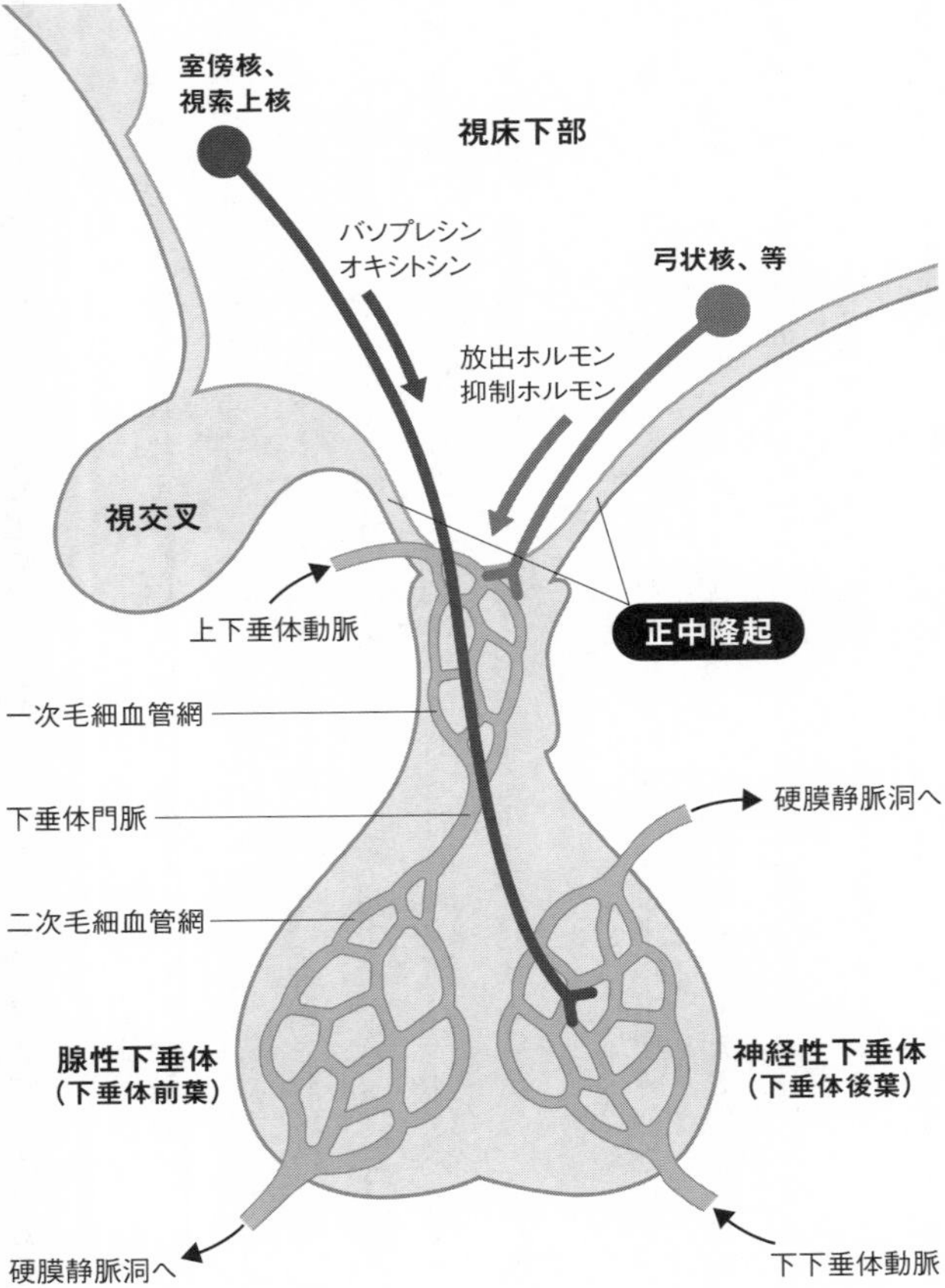

『脳科学辞典』をもとに作成
出典：https://bsd.neuroinf.jp/w/index.php?title=ファイル:Nishi_pituitary_gland2.jpg&filetimestamp=20230407111921&

結びつける重要な役割を果たしているのではないかと推測しています。

このマスト細胞が活性化しやすい疾患に、「マスト細胞活性化症候群」があります。マスト細胞が活性化しやすい体質によって、皮膚の紅斑や、腹痛、咳などが出る疾患です。

化学物質過敏症の専門家であるテキサス大学のミラー教授（前出）も、化学物質過敏症診断に用いる質問票（QEESI）の結果が、マスト細胞活性化症候群の患者さんと化学物質過敏症の患者さんで似ていて、マスト細胞活性化症候群の患者さんにも過敏な症状があると報告しています。化学物質過敏症におけるマスト細胞の活性化を直接的に示したものではありませんが、マスト細胞と化学物質過敏症を結びつけうる重要な報告です。

こうしたことから、化学物質過敏症を治療するには、マスト細胞の活性化を抑えればいいのではないか、ということになります。マスト細胞自体の活性化を抑える薬は、すでに複数ありますが、化学物質過敏症の特効薬にはなっていません。血液脳関門によってブロックされるために、〝脳にある〟マスト細胞には効かないのではないかと推測されます。

正中隆起という局所のマスト細胞はとても小さく、脳の視床下部や下垂体といった部分に近い位置にあります。視床下部は、体温調整や血圧、心拍、睡眠、情動など生体のさまざまな根幹部分に関わり、下垂体は、全身のホルモンのコントロールセンターのような役割を果たしています。その視床下部や下垂体に近い場所にあるマスト細胞だからこそ、化学物質過敏症の「多臓器症状」を引き起こし、全身に影響を及ぼす可能性があるのです。

化学物質過敏症の患者さんの、正中隆起のマスト細胞が活性化しているのか、活性化しているとして、化学物質過敏症の患者さんの多臓器症状と因果関係はあるのか、科学的な解明が重要と考えます。

[最新研究] 患者さんに対するゲノムワイド関連解析（網羅的遺伝子解析）

同じような生活をしていて、化学物質過敏症を発症する人としない人がいるという状況を考えると、一般的に言う「体質」が影響している可能性があります。

体質を決めるものの1つは「遺伝子」です。この遺伝子に異常があるのではないかと、これまで化学物質過敏症の患者さんに対して世界的に遺伝子解析が行われてきました。遺伝子解析は、ひと昔前はとてもコスト（研究費）のかかる検査であったため、「この遺伝子が異常なのではないか？」と推測し、的を絞り込める範囲での解析が一般的でした。

化学物質過敏症が、中毒学的観点から発症しているのではないかという仮説があったため、薬剤を代謝する酵素や、ヒトの体の中で老廃物を代謝する酵素に焦点があてられていました。薬物を代謝する酵素（CYP：シトクロムP450）や老廃物を代謝する酵素の遺伝子に異常がないかを、複数の研究者が解析していたのです。しかしながら、この遺伝子異常を用いての、病気の診断基準の確定や治療法の開発にはまだ至っていません。

科学技術が進歩した近年では、比較的安価に、的を絞らず（仮説を立てず）、網羅的に遺伝子の異常がないかを調べられるようになりました。「ゲノムワイド関連解析（GWAS：genome wide association study）」といわれるもので、アレルギー疾患や生活習慣病をはじめとして多くの疾患に対する解析が大規模に行われています。[*36] そこで、われわれも、化学物質過敏症の患者さんの協力を得てゲノムワイド関連解析を行いました。[*37]

その結果の一部をご紹介すると、「RNA結合モチーフの一本鎖相互作用タンパク質3（RNA binding motif, single stranded interacting protein 3）」の近傍にある「rs1347287: 78kbp 3' of RBMS3」という部分に、10のマイナス7乗というP値（有意確率）で遺伝子の変異（異常）が認められました。

しかしながら、ヒトのさまざまな組織由来の遺伝子発現データが公開されているポータルサイト「GTEx portal データベース」、血液遺伝子発現に関するブラウザ「Blood eQTL browser」、国立研究開発法人物質・材料研究機構の「DICEデータベース」上にも、「遺伝子の発現量に影響を与える座位（eQTL：expression Quantitative Trait Locus）」についての報告はなく、この変異がどんな遺伝子機能の異常を引き起こしているのかは、明らかにできていません。

本研究は、患者さん323名、健常者1156名を比較するかたちで行っていますが、ゲノムワイド関連解析を行うには患者さんの数が足りていない部分があり、さらには、別集団でも同じような結果が出るのかどうかの確認も必要です。

また、患者さんと健常者の比較ではなく、患者さんをある特徴で分けるサブ解析を追加で行いました。われわれが気になっていたのは、「化学物質過敏症の患者さんが訴えるアルコール過敏は、アルコール分解酵素が弱いためなのか、化学物質過敏症独自の別な機序（メカニズム）による過敏のためなのか」という点です。

そこで、アルコール過敏を訴える患者さんと訴えない患者さんとに分けてゲノムワイド関連解析の結果を比較してみました。すると、「2型アルデヒド脱水酵素（ALDH2：aldehyde dehydrogenase 2)」のアミノ酸配列を変化させる遺伝的変異体「ミスセンス変異体（missense variant rs671)」が、ゲノムワイド有意水準（genome-wide significance level）との関連を示しました（P＝4・98×10のマイナス14乗）。

ゲノムワイド関連解析では、このゲノムワイド有意水準（5・0×10のマイナス8乗）を用いることが定着しています。

この結果は、一般的に言うお酒が飲めない人が持っているアルコール分解酵素の特徴と同じであることを示しています。つまり、化学物質過敏症の患者さんのアルコール過敏は、アルコール分解酵素が弱いから、というのが結論です。

単純な結果ですが、化学物質過敏症のアルコール過敏は、化学物質過敏症特有の反応ではなくアルコール分解酵素が弱いからという科学的裏付けが得られたという点、加えて、われわれの研究における遺伝子情報と患者さんの臨床情報の関係が確かなものであると判明した点で、意義があると考えています。

最近では、ゲノムワイド関連解析のみならず、遺伝子から転写された産物（タンパク質）

や、細胞の代謝物質情報を組み合わせた網羅的な解析（マルチオミクス解析）が可能となっています。複雑な生命現象の全体像をあぶり出すような、さらなる統合的な解析研究が望まれます。

化学物質過敏症への認識をより深める

最後までお読みいただいて、化学物質過敏症がどのような疾患であるかを理解していただけたでしょうか。現段階で、まだよく分からないことも多いために表現が曖昧にならざるを得ず、「正直、よく分からない」という印象を持たれた方もいらっしゃるかもしれません。

脳内には、神経細胞以外に、脳の環境を維持するための細胞が存在します。脳の免疫細胞であるミクログリア、血液脳関門の閉鎖機能を維持するためのアストロサイト、神経細胞に栄養を供給するオリゴデンドロサイトなどです。このような脳の細胞の働きを含めて、化学物質過敏症の患者さんの脳内で何が起きているのかを脳科学的見地から解明すると同時に、客観的な診断基準や治療法を確立していかなければなりません。

そこで今後、医療従事者の立場からは次の2点が重要と考えます。

1つは、先進国で、化学物質過敏症が「顧みられない病気（neglected disease）」とされている状況をどう改善するかです。この言葉は、一般的には、国境なき医師団やWHO（世界保健機関）で用いられ、途上国で貧困層を中心に流行している感染症などを指すものですが、先進国でそう見られているのは大きな課題です。

化学物質過敏症は、外の環境からのさまざまな刺激に対して脳が敏感に関与する「脳過敏」による疾患であり、研究の難しさがあるにしても、現実に困っている患者さんがいる以上、放置したままでいいわけはありません。

もう1つは、「原因を化学物質に過度に求めない」ことです。誤解しないでいただきたいのですが、日常生活で化学物質が症状を引き起こす誘因となっていることや、実験によって細胞レベルで悪影響を及ぼしている可能性を否定するわけではありません。

しかしながら、「あれが悪い、これも悪い」と、症状の根本原因を人工的な化学物質に求め過ぎると、悪循環に陥る場合があります。普段の診療の場で人工的な化学物質を回避すれば症状が改善するかというと、そうでもないのです。どこか、あっけらかんとしている患者さんのほうが、軽症で済むことがあります。「軽症だから、あっけらかんとしていられるのでは」という意見もあるかもしれませんが、化学物質の回避だけで治るならば、顧みられない病気のような扱いにはならなかったでしょう。

例えば、嗅覚などの感覚過敏を起こす原因も、人工的な化学物質だけではなく、先天的・後天的な身体状況の側面からも捉え直すことが必要です。原因を化学物質に求め過ぎず、「それほど害がないから、気にし過ぎないほうがいい」と軽視もし過ぎず、最低限の回避だけは必要です。そうしなければ、その先に化学物質過敏症から脱け出す出口はありません。

近年、化学物質過敏症への理解を求める内容のウェブサイトを立ち上げる自治体が増え、メディアでもさまざまな報道がされるようになりました。啓蒙《けいもう》・啓発という点からも重要で、「化学物質過敏症の真実」への認識がより深まることも期待されます。

こうした切実な問題を解決する方策は、科学的な研究の積み重ねと、それに基づく診療の手引き（ガイドライン）の作成がすべてです。そのためのルートがどんなに険しくても、一歩一歩着実に進んでいかなければなりません。

おわりに

他の疾患に比べて科学的根拠が乏しい化学物質過敏症という疾患について、どこまで客観的かつ科学的に記述できるのだろうか。そうした疑問があるならば、本来なら本書の執筆、出版は諦めるべきだったのかもしれません。

しかしながら、現段階で何が分かっていて何が分かっていないのかを、科学の視点で明らかにすることは、化学物質過敏症の患者さんはもとより、一般読者や医療従事者、研究者にとっても意義のあることではないかと考え、最後まで執筆を続けることとしました。

本書に対してのご意見があれば、また科学的に間違いがあれば真摯に受け止めます。そのことが、化学物質過敏症の解明を少しでも早めることに資すると考えるからです。

化学物質過敏症が「脳過敏」という、脳に深く関わる疾患であることから、精神的な疾患として分類されることがありますが、そうであろうとなかろうと、それ自体は問題の本質ではありません。目指すべきは、化学物質過敏症に苦しむ患者さんのために、科学的な診断法、治療法、そして予防法を確立することです。

日々、患者さんの診療にあたっていて、正直なところ、医師としてもどかしく感じることがよくあります。その理由は何なのか、自分でも分かっています。それは、「医師として理解できない・説明がつかない・どうにもできない状況に遭遇しているから」という自覚です。

通常、どうにもできなければ、勉強し直したり、誰かに相談したりすれば解決するだろうという見込みがあるので、もどかしく感じることはないでしょう。しかし、化学物質過敏症の場合、私自身や周囲の人がどう努力しても、「今はどうにもできない問題」が山積みなのです。この無力感を払拭できずにいるわけです。

精神的な疾患とするなら精神科の医師が取り組みやすいのかというと、そういうわけでもありません。どの診療科であっても、化学物質過敏症の診療は一筋縄ではいかないのが現状で、ここまで「医療従事者から嫌われる疾患」は他に見あたりません。

化学物質過敏症と向き合って10年ほどの月日が経ちました。化学物質過敏症を、「どうにもできない疾患」から「どうにかできる疾患」にするために、医師としての責任をあらためて痛感しています。あわせて、第一線で活躍されているあらゆる分野の医療従事者、研究者の多大なるご協力をお願いする次第です。

最後に、化学物質過敏症の患者さんと向き合うことにいつもご支援をいただき、医師としてどうあるべきかのご指導をいただいた国立病院機構相模原病院の谷口正実先生に深く感謝申しあげます。

また、化学物質過敏症の診療・研究において、すべての患者さん、国立病院機構相模原病院と湘南鎌倉総合病院のすべての職員の方々と、本執筆にあたり、化学物質過敏症という社会的に繊細なテーマを扱うことにご理解をいただいた野呂望子さんをはじめ集英社新書編集部の皆さま、構成していただいたコーネル小野博明さんに感謝申しあげます。

渡井健太郎

令和6年5月

＊36　中尾光善『体質は3年で変わる』集英社新書、2023年
＊37　「平成27年度国立病院機構EBM研究」研究代表施設：国立病院機構相模原病院、研究分担施設：国立病院機構盛岡病院、東京病院、高知病院、南岡山医療センター、福岡病院

(https://www.mayo.edu/research/faculty/doyle-alfred-d-ph-d/bio-20540746)
*28 Fisher MM, Rose M. : Anaesthesia for patients with idiopathic environmental intolerance and chronic fatigue syndrome. *Bri J Anaesth* 101(4):486-91, 2008.

【第6章】

*29 Binkley KE. Multiple Chemical Sensitivity/Idiopathic Environmental Intolerance: A Practical Approach to Diagnosis and Management. *The Journal of Allergy and Clinical Immunology: In Practice* 11(12):3645-9, 2023.
*30 Cani PD, Depommier C, Derrien M, et al. :Akkermansia muciniphila: paradigm for next-generation beneficial microorganisms. *Nat Rev Gastroenterol Hepatol* 19(10):625-37, 2022.
*31 Murakami T, Kamada K, Mizushima K, et al. : Changes in Intestinal Motility and Gut Microbiota Composition in a Rat Stress Model. *Digestion* 95(1):55-60, 2017.
*32 Wang K, Wu W, Wang Q, et al. : The negative effect of Akkermansia muciniphila-mediated post-antibiotic reconstitution of the gut microbiota on the development of colitis-associated colorectal cancer in mice. *Front Microbiol* 13:932047, 2022.
*33 Desai MS, Seekatz AM, Koropatkin NM, et al. : A Dietary Fiber-Deprived Gut Microbiota Degrades the Colonic Mucus Barrier and Enhances Pathogen Susceptibility. *Cell* 167(5):1339-53, 2016.
*34 Wang H, Hu X, Zheng Y, et al. : Effects of replacing fish meal with cottonseed protein concentrate on the growth, immune responses, digestive ability and intestinal microbial flora in Litopenaeus vannamei. *Fish Shellfish Immunol* 128:91-100, 2022.
*35 Martínez F, Cifuentes M, Tapia JC, et al.: The median eminence as the hypothalamic area involved in rapid transfer of glucose to the brain: functional and cellular mechanisms. *J Mol Med* (Berlin, Germany) 97(8):1085-97, 2019.

＊18　公益財団法人腸内細菌学会公式サイト
（https://bifidus-fund.jp/keyword/kw033.shtml）
＊19　American Academy of Allergy, Asthma & Immunology. The Myth of IgG Food Panel Testing, 2024. https://www.aaaai.org/tools-for-the-public/conditions-library/allergies/igg-food-test
＊20　「人工甘味料が腸内細菌を乱すと判明、健康に悪影響の恐れも、研究」『NATIONAL GEOGRAPHIC』日本版サイト 2022 年 9 月 14 日ニュース記事
（https://natgeo.nikkeibp.co.jp/atcl/news/22/091300423/）
＊21　Scheiman J, Luber M, Chavkin TA, et al. :Meta-omics analysis of elite athletes identifies a performance-enhancing microbe that functions via lactate metabolism. *Nat Med* 25(7):1104-9, 2019.
＊22　Choi H, Rao MC, Chang EB : Gut microbiota as a transducer of dietary cues to regulate host circadian rhythms and metabolism. *Nat Rev Gastroenterol Hepatol* 18(10):679-89, 2021.
＊23　Benedict C, Vogel H, Jonas W, et al. : Gut microbiota and glucometabolic alterations in response to recurrent partial sleep deprivation in normal-weight young individuals. *Mol Metab* 5(12):1175-86, 2016.
＊24　Jun Wu, Baofu Zhang, Shengjie Zhou, et al. :Associations between gut microbiota and sleep: a two-sample, bidirectional Mendelian randomization study. *Front Microbiol* 14: 1236847, 2023.
＊25　平久美子「多種化学物質過敏症の臨床（成人）」『アレルギーの臨床』2021 年 12 月臨時増刊号、第 41（14）巻第 564 号（1250-1253）、北隆館、2021 年

【第５章】

＊26　嘉山孝正監修、国立研究開発法人日本医療研究開発機構、障害者対策総合研究開発事業、脳脊髄液減少症の非典型例及び小児例の診断・治療法開拓に関する研究班編『関連８学会（日本脊髄障害医学会、日本脊椎脊髄病学会、日本脊髄外科学会、日本脳神経外傷学会、日本頭痛学会、日本神経学会、日本整形外科学会、日本脳神経外科学会）合同　脳脊髄液漏出症診療指針』中外医学社、2019 年
＊27　メイヨー・クリニック（Mayo Clinic）のウェブサイト

pain in irritable bowel syndrome. *Gastroenterology* 126(3):693-702, 2004.
＊10　佐藤和貴郎「複数の医療機関を経て受診した筋痛性脳脊髄炎／慢性疲労症候群」『BRAIN and NERVE』第74巻第5号（652-659）、医学書院、2022年
＊11　同前
＊12　Chiara De Luca, Desanka Raskovic, Valeria Pacifico, et al. :The search for reliable biomarkers of disease in multiple chemical sensitivity and other environmental intolerances. *Int J Environ Res Public Health* 8(7):2770-97, 2011.
＊13　Watai K, Fukutomi Y, Hayashi H, et al. Epidemiological association between multiple chemical sensitivity and birth by caesarean section: a nationwide case-control study. *Environ Health* 17(1):89, 2018.

【第4章】

＊14　Miller CS, Prihoda TJ. The Environmental Exposure and Sensitivity Inventory (EESI): a standardized approach for measuring chemical intolerances for research and clinical applications. *Toxicol Ind Health* 15(3-4): 370–85, 1999.
＊15　Hojo S, Kumano H, Ishikawa S, et al. : Application of Quick Environment Exposure Sensitivity Inventory (QEESI) for Japanese population: study of reliability and validity of the questionnaire. *Toxicol Ind Health* 19(2-6): 41–9, 2003.
＊16　Palmer RF, Jaén CR, Miller CS, et al. : Three questions for identifying chemically intolerant individuals in clinical and epidemiological populations: The Brief Environmental Exposure and Sensitivity Inventory (BREESI). *PLoS One* 15(9): e0238296, 2020.
＊17　第73回日本自律神経学会総会／シンポジウム1／日常生活の中の環境過敏症：疫学、症候、病態　北條祥子、水越厚史、黒岩義之「疫学的視点からみた環境過敏症の最新知見と今後の展望―国際共通問診票を用いた環境過敏症の国内調査研究を中心に―」『自律神経』第59巻第1号（37-50）、日本自律神経学会、2022年

註

【第1章】

＊1　谷口正実「NSAIDs不耐症／アスピリン喘息（AERD）における病態解明の進歩と臨床的側面」『医療』第74巻第10号（428-436）、一般社団法人国立医療学会、2020年

【第2章】

＊2　日本高血圧学会高血圧治療ガイドライン作成委員会編『高血圧治療ガイドライン2019』特定非営利活動法人日本高血圧学会、2019年

＊3　Watai K, Fukutomi Y, Taniguchi M, et al.: Epidemiological association between multiple chemical sensitivity and birth by caesarean section : a nationwide case-control study. *Environ Health* 17(1):89, 2018.

＊4　Kreutzer R, Neutra RR, Lashuay N : Prevalence of people reporting sensitivities to chemicals in a population-based survey. *Am J Epidemiol.* 150(1):1-12, 1999.

＊5　小倉英郎「化学物質過敏症小児の現状とその対応」『アレルギーの臨床』12月臨時増刊号、第41巻第14号（28-31）、北隆館、2021年

＊6　森田健、重田善之、国立医薬品食品衛生研究所安全性予測評価部「化学物質による中毒事故の削減に向けた急性曝露ガイドラインレベル（AEGL）の活用」『中毒研究』第32巻第3号（263-269）、一般社団法人日本中毒学会、2019年

＊7　Eis D, Helm D, Mühlinghaus T, et al. :The German Multicentre Study on Multiple Chemical Sensitivity (MCS). *Multicenter Study* 211(5-6):658-81, 2008.

【第3章】

＊8　Kovacic K, Li BUK. : Cyclic vomiting syndrome: A narrative review and guide to management. *Headache* 61(2):231-43, 2021.

＊9　Barbara G, Stanghellini V, De Giorgio R, et al. : Activated mast cells in proximity to colonic nerves correlate with abdominal

渡井健太郎（わたい　けんたろう）

湘南鎌倉総合病院免疫・アレルギーセンター部長。医学博士。二〇一〇年、熊本大学医学部卒業、順天堂大学大学院にて医学博士取得。国立病院機構相模原病院アレルギー・呼吸器科に勤務後、アレルギー科医長を経て二〇二二年より現職。相模原病院臨床研究センター客員研究員を兼務。日本アレルギー学会アレルギー専門医、日本呼吸器学会呼吸器専門医・指導医、日本内科学会総合内科専門医。

化《か》学《がく》物《ぶっ》質《しつ》過《か》敏《びん》症《しょう》とは何《なに》か

集英社新書一二二一I

二〇二四年六月二二日　第一刷発行

著者……渡《わた》井《い》健《けん》太《た》郎《ろう》

発行者……樋口尚也

発行所……株式会社集英社

東京都千代田区一ツ橋二-五-一〇　郵便番号一〇一-八〇五〇

電話　〇三-三二三〇-六三九一（編集部）
〇三-三二三〇-六〇八〇（読者係）
〇三-三二三〇-六三九三（販売部）書店専用

装幀……原　研哉

印刷所……ＴＯＰＰＡＮ株式会社

製本所……加藤製本株式会社

定価はカバーに表示してあります。

ISBN 978-4-08-721321-8 C0247

Printed in Japan

a pilot of wisdom

a pilot of wisdom

集英社新書　好評既刊

カレー移民の謎　日本を制覇する「インネパ」
室橋裕和　1208-N〈ノンフィクション〉

インドカレー店が明かす日本社会と外国人の関係とは？　美味しさの中の真実に迫るノンフィクション。

デンマーク流ティーンの育て方
イーベン・ディシング・サンダール　鹿田昌美・訳　1209-E

「世界一幸せな国」の親たちは悩みの多いティーンエイジャーをどう育てているのか？　一〇の心得を紹介。

全身ジャーナリスト
田原総一朗　1210-A

激動の半生と共に政治事件の真相や重要人物の素顔、社会問題の裏側、マスコミの課題を語り下ろした〝遺言〟。

自壊する欧米　ガザ危機が問うダブルスタンダード
内藤正典／三牧聖子　1211-A

「自由・平等・博愛」を謳う一方でガザの大量虐殺を黙認する欧米。世界秩序の行方を専門家が議論する。

なぜ働いていると本が読めなくなるのか
三宅香帆　1212-B

労働と読書の歴史をひもとくと、仕事と趣味が両立できない原因が明らかになる。本好きに向けた渾身の作。

永遠なる「傷だらけの天使」
山本俊輔／佐藤洋笑　1213-F

萩原健一と水谷豊の名コンビが躍動した名作ドラマの関係者らを新たに取材し、改めてその価値を問う。

誰も書かなかった統一教会
有田芳生　1214-A

政界への浸食や霊感商法から北朝鮮との関係、組織の武装化、「世界日報」関係者襲撃など教団の全体像を暴く。

自由とセキュリティ
杉田　敦　1215-A

セキュリティ志向が強まる中、脅かされる自由と多様性。政治思想名著六冊から昨今の議論に一石を投じる。

福沢諭吉「一身の独立」から「天下の独立」まで
中村敏子　1216-C

幕末に武士として生き、明治維新を経て知識人となった福沢諭吉。今まで注目されてこなかった一面とは。

特殊害虫から日本を救え
宮竹貴久　1217-G

農作物へ大きな被害を及ぼす〝特殊害虫〟。その根絶事業に携わってきた現役昆虫学者による奮闘の記録。

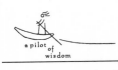